BURN IN

Der Jakobsweg ist mir zu lang

Ernst Weeber   Jürgen Freisl

Impressum

Fotos: Ernst Weeber
Druck und Verlag: epubli GmbH, Berlin, www.epubli.de

ISBN 978-3-8442-9354-8

Inhalt

Zur Einstimmung

„Du bist wie der Pfeil, den deine Eltern von ihrem Bogen geschossen haben. Du fliegst die Bahn, welche die Schützen im Auge hatten. Doch heute bist du kein Pfeil mehr, sondern selber ein Bogen. Keine Entschuldigung gibt es mehr für deinen Flug, kein Gejammere hilft dir über deinen bisherigen Weg. Längst bist du irgendwo gelandet und stehst auf eigenen Beinen. Und darum hast du die Verantwortung für deinen weiteren Weg.“

Heinz Körner

Einführung

Das einleitende Zitat von Heinz Körner umschreibt das grundlegende Prinzip dieses Buches: Selbstverantwortung verbunden mit dem Gehen des eigenen Weges.

Die Energie des „inneren Feuers“ macht Menschen lebendig und kreativ und gibt ihnen die Kraft, den eigenen Weg zu finden. Inneres Feuer ist Voraussetzung für Gesundheit und Vitalität in allen Lebensbereichen und gleichzeitig Prävention für negativen Stress, Burnout und Krankheit. Also: BURN IN statt Burnout.

Häufig nehmen sich Menschen eine längere Auszeit, um wieder zu sich selbst und zu mehr Balance und Gelassenheit zu finden. Ein Ausstieg auf Zeit führt zu einer veränderten Sichtweise des momentanen Lebens. Eine hervorragende Möglichkeit ist das Wandern auf dem klassischen Jakobsweg. Zahlreiche Erfahrungsberichte und Bücher schildern diesen beeindruckenden Weg zur Selbstfindung. Doch nur wenige Menschen können diesen Traum verwirklichen und sich aus ihren beruflichen und familiären Verpflichtungen für einen längeren Zeitraum ausklinken.

BURN IN zeigt Ihnen mit hilfreichen und praktischen Impulsen Möglichkeiten, den eigenen Lebensweg neu zu gestalten - auch ohne „langen Jakobsweg“.

Dieses Buch führt Sie auf einen einfachen und praktischen Weg zu BURN IN. Es ist ein praxisorientierter Impulsgeber wenn Sie zur Selbstführung inspiriert werden möchten und bietet dafür alltagstaugliche Anregungen und Angebote zur Selbst- und Lebensgestaltung.

Die Symbolik des traditionellen Bogenschießens wird dabei auf die persönliche Situation in Beruf und Privatleben der Leserinnen und Leser übertragen und als Spiegel genutzt.

An Hand des Bogenschießens wird der „Weg des Pfeils" aufgezeigt. Er entfacht in 12 Schritten das innere Feuer, weckt neue Energien und gibt wertvolle Impulse für eine wirkungsvolle Nutzung praktischer und individueller Strategien zur Burnout-Prävention.

BURN IN zeigt Ihnen Wege zum Umgang mit sich selbst und Ihrem Umfeld, zur Schaffung einer Balance zwischen Spannung/Energie und Entspannung/Gelassenheit und zur Gestaltung von privatem und beruflichem Erfolg mit mehr Gesundheit, Freude und Zufriedenheit.

Es gibt viele „Ratgeber" zum Thema Burnout. BURN IN gibt Ihnen keine vorgefertigten Ratschläge, sondern zeigt Ihnen mögliche Strategien auf, um aus einem großen Angebot an Alternativen die für Sie passenden Impulse und Übungen für Ihre eigene Lebensgestaltung zu finden.

BURN IN statt Burnout

In den letzten 10 Jahren ist die Diagnose „Burnout" um das 10-fache gestiegen – die geschätzten Kosten dafür belaufen sich in Deutschland auf jährlich 100 Milliarden Euro! Nach einer Studie (Haufe Nov. 2015) leiden 91 % der Beschäftigten in Europa unter Stress, die meisten fühlen sich vom Arbeitgeber beim Umgang mit Stress nicht unterstützt und viele denken, dass sich der Arbeitgeber der hohen Stressbelastung gar nicht bewusst ist. Der Forschungs-Monitor „Digitalisierung" (BMAS Jan. 2016) bestätigt zudem, dass es in Zukunft große Umwälzungen in der Arbeitswelt geben wird, die zu weiteren Stressfeldern führen werden.

Alle reden heute über Burnout, wir auch, doch mit der festen Absicht, Sie davor zu bewahren. Mehr noch, wir möchten Ihnen leicht durchführbare Anregungen für den alltäglichen Gebrauch geben, die Sie zu neuer Begeisterung führen (BURN IN).

Sie werden viele nützliche Impulse zu mehr Lebensfreude und Achtsamkeit für sich selbst finden. Auf dem „Weg des Pfeils" haben wir Abläufe des Bogenschießens symbolisch mit Übungen und Anregungen für den Alltag verbunden. Suchen Sie die für Sie passenden aus.

Burnout ist vor allem eine Folge unserer Leistungsgesellschaft. Seine genaue Definition ist schwierig: Ist Burnout eine eigene Erkrankung (dies wird von vielen Fachleuten bestritten) oder nur ein Symptom, eine Folgeerscheinung schlechter Lebensbalance oder sogar nur die Variante einer Depression?

Der Begriff Burnout (aus dem englischen „ausbrennen") wird seit circa 40 Jahren zunehmend verwendet, doch bereits seit über 100 Jahren wird dieser Zustand von den Medizinern als Neurasthenie oder Psychasthenie, also als Schwäche der Nerven oder der Psyche, beschrieben.

Während diese Krankheiten eher verheimlicht wurden, klingt die Bezeichnung Burnout schon wesentlich gesellschaftsfähiger. Als Ursache dieser Krankheit werden allgemein vor allem widrige äußere Umstände gesehen, meist des Arbeitsumfeldes. Der Betroffene kann mit dem Mitleid der Mitmenschen rechnen. Nur derjenige, der einmal gebrannt hat (also eine wichtige Person in der Firma war), kann auch ausbrennen. Die Diagnose Burnout wird heute vor allem von den Betroffenen selbst leicht voreilig gestellt, wenn ihnen der Stress etwas zu viel erscheint.

Um die Ursachen von Burnout zu verstehen, ist das Thema Stress genauer zu beleuchten. Stress ist eine sehr individuelle Reaktion jedes Einzelnen auf äußere Umstände (jeder Mensch hat seinen Stress).

Dieses Buch ist ein Impulsgeber für die rechtzeitige Verhinderung von Burnout und die eigenverantwortliche Gestaltung des BURN IN. Wir haben bewusst davon abgesehen, bei jedem Aspekt die Literaturangabe zu zitieren, um den Lesefluss nicht zu behindern. Wir möchten Ihnen keine wissenschaftliche Abhandlung über die Themen Burnout und Stress, sondern praktische und hilfreiche Impulse für BURN IN geben. Zur Wissensvertiefung empfehlen wir unsere Literaturliste im Anhang.

Zum besseren Verständnis der Gesamtthematik und als Basis für BURN IN wird im Folgendem ein Ein- und Überblick zum Thema Burnout gegeben.

Was ist Burnout?

Obwohl es eine Fülle von Büchern zum Thema Burnout gibt, existiert keine einheitliche Definition und auch keine in sich schlüssige Theorie über Burnout. Der Begriff wurde 1974 von Freudenberger geprägt. Er wird als ein Gefühlszustand beschrieben, welcher dem Betroffenen jegliche Energie und Kraft raubt und aus einer Situation der Überforderung entsteht.

Er ist sicherlich eine Erscheinung unserer Zeit mit all den Herausforderungen, die unsere hektische, ruhelose Lebensweise mit sich bringt. Wir haben immer weniger Zeit für alles, vor allem für uns selbst. Der Alltag besteht aus Multitasking kombiniert mit Multimedia und Wirtschaftswachstum um jeden Preis - ohne an die Schäden für Mensch und Umwelt zu denken. Der Druck immer neuer Techniken lastet auf dem Einzelnen sowohl in der Arbeit als auch in der Freizeit („Bist Du nicht im World Wide Web, bist Du der allergrößte Depp" singen die Mehlprimeln zu Recht). Nicht selten betreiben wir den Stress in der Freizeit vehement weiter.

Das Resultat daraus ist zweifellos die Häufung des Burnout in den letzten Jahren. Von 2004 bis 2011 ist die Diagnose Burnout als Ursache für Arbeitsunfähigkeit um das 8-fache gestiegen. Dies führte zu Gesamtkosten von schätzungsweise 74 Milliarden Euro in Deutschland.

Schulmedizinisch ist Burnout tatsächlich keine eigenständige Krankheit, sondern nur als „Ursache der Inanspruchnahme von Gesundheitsleistungen mit dem Leitsymptom der Erschöpfung" beschrieben, welche jedoch auch bei anderen Erkrankungen vorkommt.

In der Psychologie definiert sich Burnout als ein emotional-reaktiver Prozess infolge von Belastungen, die Körper, Geist oder Psyche überfordern. Dieses mündet meist in Arbeitsunfähigkeit, verbunden mit persönlichem Leid bis hin zur Depression.

Nach neuesten Erkenntnissen kommen falsche Ernährung und Umweltbelastungen, wie zum Beispiel Elektrosmog und Mobilfunkstrahlungen, ebenfalls als Auslöser dazu.

Es ist wichtig, schon die ersten Anzeichen des Burnout zu erkennen, um gesund und leistungsfähig zu bleiben. Um den Mechanismus der Entstehung des Burnouts zu verstehen, sind die beiden Haupteinflussfaktoren genauer zu betrachten:

- die äußeren Einflussfaktoren einer stressigen Umwelt und
- die Persönlichkeitsstruktur des Betroffenen, die den Umwelteinflüssen nicht widerstehen kann.

Stress - woher kommt er und was bewirkt er?

Stress ist eine überlebenswichtige Einrichtung unseres Körpers. Stress wird meist unter negativem Aspekt gesehen. Doch er kann auch positiv sein - auch Verliebt sein ist Stress - und „Stress ist die Würze des Lebens“ sagte bereits in den 30-er Jahren der Stressforscher Hans Seyle. Erst durch Anforderungen werden Körper, Geist und Seele stark.

Er unterschied den **Eustress** (guter Stress) vom **Disstress** (krankmachender Stress). Heute unterscheiden wir nur den **akuten** vom **chronischen** Stress.

Akuter Stress ist eine normale und sinnvolle Reaktion auf eine momentane Gefährdung, er ist für den Organismus unschädlich. Chronischer Stress entsteht, wenn der akute Stress zu häufig auftritt oder nach Einschätzung unseres Gehirns eine Bewältigung der Stresssituation in absehbarer Zeit unwahrscheinlich ist.

Auf chronischen Stress stellt sich der Organismus mit einer ganzen Reihe von Anpassungs-Reaktionen ein, die auf Dauer krank machen. Stress-Erkrankungen entstehen immer durch chronischen (oder zu häufigen) Stress.

Entwicklungsgeschichtlich diente die Stressreaktion ursprünglich dazu, akute Gefahrensituationen zu erkennen und den Körper möglichst schnell in die Situation von Flucht oder Angriff zu versetzen, diente also in erster Linie der Lebenserhaltung. „Stress" ist somit ein Zustand körperlicher, geistiger und psychischer Aktivierung und Erregung.

Wir selbst entscheiden darüber, ob dieser Stress uns positiv motiviert oder ob er uns krank macht. Gefährlich wird Stress erst dann, wenn ein Missverhältnis zwischen den wahrgenommenen Anforderungen und den zur Verfügung stehenden Bewältigungsstrategien vorliegt.

Ausgangspunkt der Stress-Reaktion ist immer unser Gehirn

Über unsere Sinnesorgane stehen wir in ständigem Kontakt mit unserer Umwelt. Unser Gehirn erhält dadurch permanent Informationen über die aktuelle Umwelt-Situation und bewertet diese in seinem Unterbewussten. Signalisieren die Informationen dem Gehirn eine scheinbar nicht bewältigbare Gefahr oder Bedrohung, löst dies eine komplexe Stress-Reaktion aus.

Es werden Stresshormone (z.B. Adrenalin und Noradrenalin) ausgeschüttet, die zu entsprechenden körperlichen Stressreaktionen führen. Dies ist ein blitzschneller Schutzmechanismus, der die bewussten Denkprozesse im Großhirn umgeht. In diesen Gefahrensituationen rettete er unser Leben. Im Nachhinein, bei genauer Analyse der Situation, stellt sich aber oft heraus, dass diese Sofortmaßnahme unnötig war.

In der Steinzeit waren diese Stresszustände meist kurz. Entweder war der Kampf gegen einen Gegner oder ein wildes Tier gewonnen oder verloren, die Flucht gelungen oder nicht. Auf jeden Fall war nach etwa einer halben Stunde die Stresssituation beendet. Was passiert aber im Körper, wenn der Stress kontinuierlich bleibt oder weder Flucht noch Angriff möglich sind (z.B. Ärger mit dem Chef)? Wie baut der Körper seine Stressaktivierung wieder ab?

Das Stresshormon Cortisol sorgt dafür, den stressaktivierten Organismus wieder langsam herunterzufahren. Hält diese Cortisol-Ausschüttung jedoch zu lange an, kann sie eine Gefährdung der Gesundheit und Leistungsfähigkeit bedeuten, weil der Körper bei neuen Stresssituationen nicht mehr richtig gegensteuern kann.

Unser angeborenes Stresssystem ist nicht auf unseren modernen Stress ausgerichtet. Weglaufen oder kämpfen ist meist nicht möglich, es wäre vernünftiger und gesünder, Ruhe zu bewahren.

Unsere genetisch angeborene Reaktion auf Stress passt nicht mehr zum modernen Leben. Unser heutiger Stress ist nicht nach kurzer Zeit vorbei, sondern dauert meist lange an und wiederholt sich häufig in kurzen Zeitabständen.

Der Mangel an genügend Erholungszeiten führt schließlich zu einer Erschöpfung der Energiereserven. Anhaltende Stresssituationen führen allmählich zu einer Entleerung unserer Adrenalinspeicher. Der Organismus ist auch nicht mehr in der Lage, ausreichend Cortisol zu produzieren, der Körper ist kurz vor dem totalen Zusammenbruch. Auf weiteren körperlichen (z.B. eine Virusinfektion) oder psychischen Stress kann er nicht mehr reagieren. Das Immunsystem bricht zusammen und es kommt schließlich zur völligen Erschöpfungsreaktion, dem Burnout.

Typische Stressoren und Stressverarbeitung

Die auslösenden Faktoren dieser Reaktion nennt man Stressoren. Diese sind sehr vielfältig und unterschiedlicher Natur wie z.B.

- *physikalisch*: Lärm, Flüssigkeitsmangel, Kälte, elektromagnetische Wellen etc.
- *chemisch*: Schwermetalle, Pestizide, falsche Ernährung etc.
- *psychosozial:* Multitasking-Überforderung, Zeitmangel, Termindruck, Mobbing am Arbeitsplatz, Partnerschaftskonflikt, Trauer etc.
- *Dysfunktionen menschlicher Regelkreise:* Infektionen, Schlafstörungen, Entzündungen, Schmerzen etc.

Diese Stressoren können zum Burnout führen - allerdings nur, wenn die Stressverarbeitung des Betroffenen gestört ist.

Gewisse Persönlichkeitsmerkmale scheinen der Entstehung einer Burnout-Situation Vorschub zu leisten.

Eine neurotische Persönlichkeit (Person mit Neigung zur Ängstlichkeit), aber auch Personen, die zu hochgesteckten Zielen neigen, ein labiles Selbstwertgefühl haben und abhängig von äußeren Bestätigungen sind, geraten leichter in einen Burnout. Auch Menschen, die unfähig sind, Grenzen zu setzen, sind gefährdeter.

Gewisse Jobmerkmale werden mit erhöhter Burnout-Gefahr in Verbindung gebracht: Erhöhte Arbeitsbelastung, Multitasking und Effektivitätsdruck - vor allem, wenn sie außerhalb der eigenen Kontrollmöglichkeiten des Betroffenen liegen. Auch mangelnde soziale Unterstützung und ein gespanntes Verhältnis zu den Kollegen sind Aspekte, die zu großer Überlastung führen können. Soweit die erbrachten Leistungen auf der einen Seite und die Gegenleistungen (wie Sicherheit des Arbeitsplatzes, angemessenes Gehalt, Entwicklungs- und Aufstiegsmöglichkeiten) auf der anderen Seite im Gleichgewicht stehen, nimmt das Burnout-Risiko ab. Menschen, die Freude am Arbeitsablauf haben, sind in der Regel auch erfolgreich.

Die Phasen des Burnout

Von der Anfangsphase bis zum Endstadium eines Burnouts vergehen oft Monate bis Jahre. Der Prozess verläuft schleichend und ist individuell sehr unterschiedlich.

Es gibt viele Möglichkeiten, die zeitliche Entwicklung des Burnout in verschiedene Phasen einzuteilen. Bewährt hat sich die Einteilung des amerikanischen Psychoanalytikers Freudenberger, der den Verlaufsprozess bereits 1974 in zwölf Phasen, welche in der Praxis nicht immer klar voneinander abgrenzbar sind, eingeteilt hat.

Die einzelnen Stadien vermischen und überlagern sich häufig und können in ihrer zeitlichen Dauer reichlich variieren.

Die Burnout-Spirale

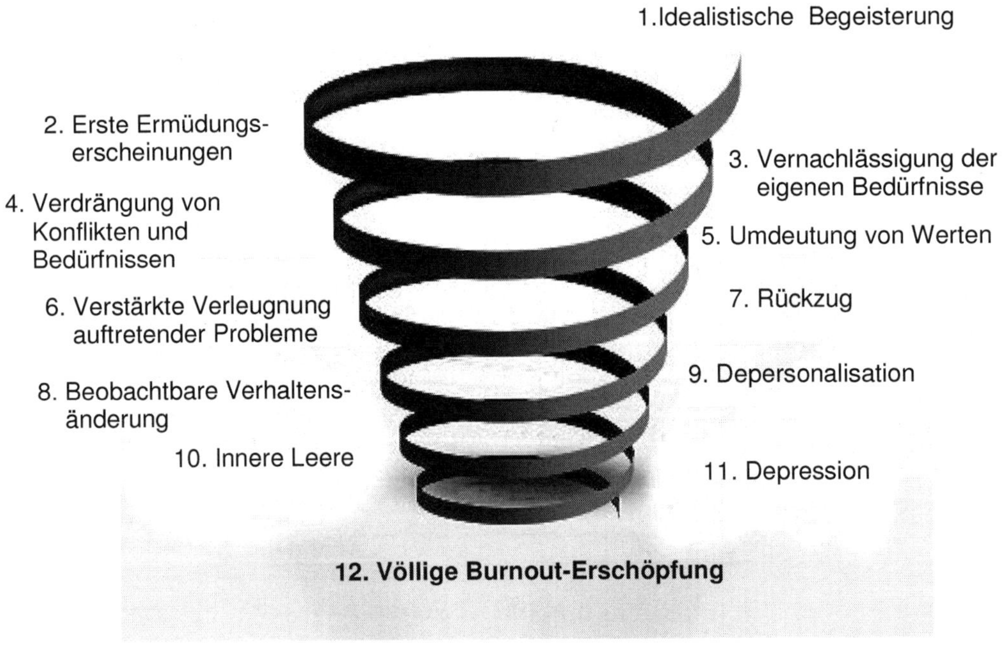

Phase	Bezeichnung	Erläuterung
1	Idealistische Begeisterung	Hoch gesteckte Ziele; der Wunsch, erfolgreich zu sein; hohe Erwartungen an sich selbst; kann zu Verbissenheit führen und zum Zwang, sich zu beweisen
2	Erste Ermüdungserscheinungen	Verstärkter Einsatz aus Angst, die Kontrolle zu verlieren; mehr Arbeit und weniger Ruhe und Erholung; Perfektionismus und Engagement werden zwanghaft; Enttäuschungen und Frust führen zu ersten Ermüdungserscheinungen und zur Entkräftung
3	Vernachlässigung der eigenen Bedürfnisse	Die Aufgabe hat einen voll im Griff; die alltäglichen Pflichten und Freuden werden als lästig und störend empfunden; körperliche und soziale Bedürfnisse werden verschoben; der Konsum an Suchtmitteln nimmt zu
4	Verdrängung von Konflikten und Bedürfnissen	Konflikte zwischen den Bedürfnissen und den „gesetzten Zielen“ werden verleugnet; Vergesslichkeit, Fehlleistungen und Heimlichkeiten beginnen; die Bedürfnisse des Körpers werden ausgeblendet

Phase	Bezeichnung	Erläuterung
5	Umdeutung von Werten	Nur noch Leistung zählt; Freundschaften und Beziehungen werden zur Belastung; die Wahrnehmung stumpft ab; Intoleranz und Engstirnigkeit nehmen zu; emotional erfolgt eine Desorientierung
6	Verstärkte Verleugnung auftretender Probleme	Das veränderte Verhalten löst Schwierigkeiten aus, die wiederum verdrängt werden; Schutzmechanismen und der Burnout-Prozess werden verschleiert; Zynismus, Sarkasmus und körperliche Beschwerden entstehen
7	Rückzug	Das Gefühl der Hoffnungslosigkeit und der Orientierungslosigkeit führt zum Rückzug; Suchtmittel dienen der Ersatzbefriedigung; das soziale Umfeld wird als Bedrohung empfunden; Leben und Arbeiten funktionieren nur noch nach Plan
8	Beobachtbare Verhaltensänderung	Flexibilität und Kritikfähigkeit nehmen ab; die Unterscheidungsfähigkeit ist weitgehend gestört; der Rückzug schreitet voran

Phase	Bezeichnung	Erläuterung
9	Depersonalisation	Das Gefühl für die eigene Persönlichkeit geht verloren und damit auch das letzte Gespür für die eigenen Bedürfnisse; es folgt eine tiefe Selbstverneinung; Gefühl der Wertlosigkeit; körperliche Symptome werden gar nicht mehr wahrgenommen
10	Innere Leere	Ängste, Phobien und Panikattacken entstehen; Gefühl der inneren Leere; der Alltag wird mut- und energielos bewältigt; das Suchtverhalten nimmt zu
11	Depression	Mittlerweile ist alles egal; dauerhafte Verzweiflung, Niedergeschlagenheit und Erschöpfung; Eigeninitiative und Motivation sind nicht mehr vorhanden; es herrscht der Wunsch nach Dauerschlaf; durch Ausweglosigkeit und Hilflosigkeit kommt es zu Selbstmordgedanken
12	Völlige Burnout-Erschöpfung	Die nachhaltige geistige, körperliche und emotionale Erschöpfung lähmt ganz und gar; es gibt kein „Ich“ mehr und der Sinn weiterzuleben hat sich aufgelöst; Selbstgefährdung des Körpers; im Endstadium völlige Erschöpfung mit psychischem und physischem Kollaps

Die Symptome des Burnout

Burnout oder Burnout-Gefährdung können an eindeutigen Signalen und Symptomen erkannt und bewusst gemacht werden. In der folgenden Tabelle sind die typischen Reaktionsmuster in den verschiedenen Bereichen dargestellt.

Bereich	Symptome
Kognition (Geist)	Konzentrationsstörungen, Entscheidungsunfähigkeit, Selbstzweifel, Motivationsverlust, Enttäuschung, Langeweile, Innere Leere, Reduzierte Lern- und Gedächtnisleistung, Wahrnehmungsverschiebungen, Gedanken drehen sich im Kreis,...
Psyche (Emotion)	Gefühlslabilität, Aggressivität, Ängste, Nervosität, Hilflosigkeit, Unsicherheit, Unzufriedenheit, Gereiztheit, Stimmungsschwankungen, Trauer...
Physis (Körper)	Erschöpfung, Müdigkeit, Schlafstörungen, Anspannung, Schmerzen, Schwindel, Verdauungsstörungen, Herzrasen, Bluthochdruck, Muskelverspannungen, Anfälligkeit für Infektionen,...
Soziales (Verhalten)	Hyper- oder Hypoaktivität, Impulsivität, Zögern, Hinausschieben, vermehrter Konsum suchtfördernder Substanzen, hohes Risikoverhalten, sozialer Rückzug, Vernachlässigung von Freizeitaktivitäten,...

Der Mediziner und Psychotherapeut Rüdiger Dahlke beschreibt in seinem Buch Seeleninfarkt sehr anschaulich, wie man erste Anzeichen einer Burnout-Gefährdung bemerken kann: „An den Arbeitstagen wird nicht mehr genügend Regeneration gefunden und diese wird auf das Wochenende verschoben.

Im gesunden Zustand erholt man sich jeden Abend und jede Nacht für den nächsten Tag. Die nächste Stufe ist erreicht, wenn auch die Wochenenden nicht mehr genügend Regeneration bringen und der Urlaub zum Rettungsanker wird. Sobald auch in den Ferien keine Regeneration mehr erreicht wird, droht das Vollbild des Burnout mit der Gefahr des Seeleninfarkts. Dieser ereignet sich praktisch nie aus heiterem Himmel, sondern eskaliert über viele Stationen und oft über Jahre mit allmählich zunehmendem Leidensdruck. Wenn Burnout als plötzlich auftretendes Geschehen wahrgenommen wird, dann hat sich der Betroffene meist über lange Zeit extrem zusammengerissen. Sobald das nicht mehr gelingt, treten viele Symptome auf einmal auf und es kommt zum Bild des akuten Zusammenbruchs im Seeleninfarkt. Bei den Betroffenen finden sich häufig Defizite im Selbstbild wie mangelnde Eigenakzeptanz bei gleichzeitig übersteigertem Bedürfnis nach Anerkennung, überzogener Idealismus mit Selbstüberschätzung und Perfektionismus. Erschwerend kann eine verringerte Widerstandskraft bezüglich Druck und Stress hinzukommen.“

Sie werden sich jetzt sicher fragen, inwieweit Sie selbst Burnout-gefährdet sind oder nicht. Hierzu kann Ihnen der folgende Kurztest helfen – nutzen Sie ihn, um einzuschätzen, wie gestresst Sie in Ihrem täglichen Leben sind.

Wie oft haben Sie folgende Erfahrungen in der letzten Zeit gemacht?	oft	manchmal	selten	nie
Appetitlosigkeit / Unwohlfühlen nach dem Essen / Verstopfung / Durchfall				
Unruhe-Gefühl / Innere Unruhe				
Ärgerlich werden oder sich aufregen / Stimmungsschwankungen				
Extra hart oder spät arbeiten / Mehrarbeit / Arbeit geht schwer von der Hand				
Gefühl, zu wenig Zeit für die Familie oder zu wenig Freizeit zu haben				
Schwierigkeiten beim Einschlafen / Schlafstörungen				
Schmerzen aller Art (Kopf-, Muskel-, Magenschmerzen) / Schwindel / Tinnitus				
Wenig Freude, Erfolgserlebnisse oder Anerkennung				
Konzentrationsschwierigkeiten / Gedankenenge / Grübeleien				
Genussmittel beim Gefühl, unter Druck zu stehen (Alkohol, Tabak, Süßigkeiten,…)				
Motivations-/Interesselosigkeit / Kreativitätsverlust				
Schuldgefühle oder Hilflosigkeitsgefühle				
Summen				

Um Ihre Gesamtsumme zu erhalten, multiplizieren Sie bitte die Summe in jeder Spalte mit folgenden Faktoren und zählen Sie alles zusammen.

oft	mit 3 multiplizieren =	
manchmal	mit 2 multiplizieren =	
selten	mit 1 multiplizieren =	
nie	mit 0 multiplizieren =	
Gesamtsumme		

25 und mehr Punkte	Ihr Stress-Level ist **sehr hoch** und Sie sollten dringend etwas tun.
19 bis 24 Punkte	Ihr Stress-Level ist zu **hoch**. In Ihrem Leben gibt es einige Bereiche, bei denen Sie etwas ändern sollten.
12 bis 18 Punkte	Ihr Stress-Level ist **moderat**. Trotzdem sollten Sie sicherstellen, dass Sie regelmäßig Balance in Ihr Leben bringen.
weniger als 12 Punkte	Sie haben Ihre persönliche Stress-**Balance** in einem gesunden und guten Rahmen.

Sollte Ihr persönliches Stress-Level bei 19 Punkten oder mehr liegen, so kann dieses Buch sicher nur unterstützend für Sie sein, wir würden Ihnen auf alle Fälle die Inanspruchnahme professioneller Hilfe empfehlen. Dieses Buch gibt Ihnen schwerpunktmäßig Impulse zur Burnout-Prävention und der selbstgesteuerten Gestaltung des BURN IN.

Eigenverantwortung und Lebensgestaltung mit BURN IN

Zum Verständnis und für die Nachvollziehbarkeit der Burnout-Prävention hielten wir es für wichtig, wesentliche Zusammenhänge rund um den Burnout zu erläutern.

Jetzt ist es Zeit, einen Perspektivenwechsel zu vollziehen. Im Fokus steht nun der Weg zu neuer Begeisterung – BURN IN.

BURN IN versteht sich als ganzheitliches Konzept zum Erhalt von Gesundheit, Vitalität und Lebensfreude. Der Wunsch, gesund zu sein und zu bleiben, ist für die meisten Menschen wichtiger als alle anderen Werte. Im Mittelpunkt von BURN IN steht ein gesundes, erfolgreiches und erfülltes Leben.

BURN IN beschreibt den Weg zur Balance wichtiger Lebensbereiche. Es zeigt Ihnen, welche äußeren Einflüsse für Ihr Leben relevant sind, wie Sie Ihre eigenen Potentiale ausschöpfen und die dafür erforderlichen Energien freisetzen.

„Gesundheit hat viel zu tun mit Balance
und ist weitgehend Folge unseres
Denkens, Fühlens und Handelns."

(Martin / Pörner)

Energie, Spannung und Konzentration auf der einen Seite sind genauso wichtig wie Ruhe, Entspannung und Intuition auf der anderen Seite. Wie ein Seiltänzer seinen Weg auch nur mit der rechten Balance meistern kann, so führt uns der „Weg des Pfeils" auf den Pfad des persönlichen BURN IN.

Zwei wichtige Voraussetzungen stehen vor dem Beginn des Weges, ohne die der erste Schritt und eine erfolgreiche Wegbeschreitung sehr schwer sind: Bewusstheit und Mut.

Lassen Sie sich auf neue und andere Sichtweisen ein, lassen Sie neue Erkenntnisse bewusst zu, verlassen Sie Ihre eigene Komfortzone immer wieder und gehen Sie mutig neue Schritte.

Der „Weg des Pfeils" zeigt Ihnen in seinen 12 Schritten Möglichkeiten der Umsetzung in Ihrem Alltag und Anregungen für eine eigenverantwortliche Gestaltung Ihres persönlichen BURN IN.

Die 12 Schritte

Der „Weg des Pfeils“ gibt Anregungen zur Gestaltung des eigenen Lebens auf. Wir haben als Symbolik für BURN IN das traditionelle Bogenschießen gewählt und dieses auf die individuellen Lebenssituationen übertragen.

Der typische Ablauf des Bogenschießens dient als Weg. Jeder Schritt zeigt Ihnen an Hand einer Geschichte, wie Sie die Inhalte des Bogenschießens auf alltägliche Lebenssituationen übertragen und hilfreich anwenden können.

Nutzen Sie die 12 Schritte als Ihre persönliche Auszeit und Ihren Impulsgeber zur Gestaltung Ihres Weges für Ihr „inneres Feuer“ - Ihren BURN IN.

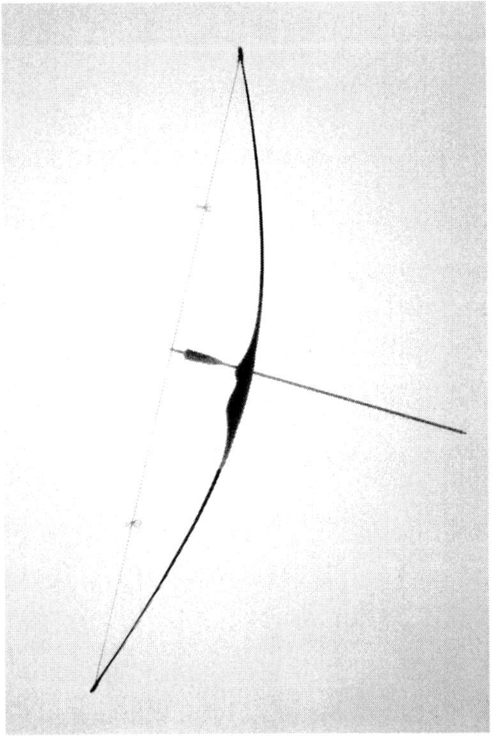

„Wollen wir auf den Grund des Lebens kommen, so müssen wir uns einen neuen Weg der Betrachtung eröffnen.“
Daisetz Suzuki

Schritt 1

Sich auf Neues einlassen

Mut und Offenheit

Schritt 1: Sich auf Neues einlassen

Die Flöhe eines Flohzirkus waren Hauptdarsteller eines Verhaltensversuches: In einem hohen Kasten ohne Deckel genossen sie es, hoch und höher zu springen. Im Versuch wurde von oben eine Glasplatte justiert, welche die Flöhe in ihren Sprungversuchen einschränkte: sie schlugen mit ihren Köpfen gegen die Glasplatte und lernten schnell, niedriger zu springen. Nach einer gewissen Zeit nahm der Versuchsleiter die einschränkende Glasplatte wieder ab. Was passierte? Die Flöhe hielten sich weiterhin an die reduzierte Flughöhe, obwohl kein Bedarf mehr bestand – keiner traute sich, höhere Sprünge zu riskieren!

<u>Beim Bogenschießen</u>

Wie in der obigen Geschichte geht es zunächst darum, sich auf etwas Neues einzulassen und sich mit dem Gerät und der Methode vertraut zu machen.
Damit wir uns auf das Neue einlassen können, ist es wichtig, dass unsere Neugierde geweckt wird, dass wir offen dafür sind. Zunächst ist Wissen erforderlich, dieses kann erlangt werden, wenn ich mir einen Trainer oder Freund suche, der mit dem Bogenschießen vertraut ist. Er zeigt mir das Gerät, erläutert mir die Methode und teilt mir mit, dass außer fachlichen Aspekten meine geistige und mentale Einstellung zur Zielerreichung von großer Bedeutung sind. So können auch vorhandene Befürchtungen relativiert werden. Den Mut zum Handeln bringen wir leichter auf, wenn wir dem Trainer oder Freund innerlich gestatten, uns als Vorbild zu dienen.

In diesem Moment springt ein Begeisterungsfunke auf uns über und erweitert unseren Blickwinkel - der Prozess des „Neuen“ kann beginnen.

Im Alltag

Als Kind genossen wir das Leben, wie die Flöhe zu Beginn des Versuchs in der vorangegangenen Geschichte. Eine Grenze wurde nur akzeptiert, wenn es wirklich nicht mehr weiterging. Wir kletterten auf Bäume so hoch hinauf, bis wir merkten, dass uns die Äste nicht mehr tragen, wir nahmen auch die Gefahr in Kauf zu fallen. Als Erwachsene, mit unseren zum Teil auch negativen Erfahrungen, sind wir sehr auf Sicherheit bedacht. Egal ob beruflich oder privat gehen wir Veränderungen eher aus dem Weg, da diese immer eine gewisse Unsicherheit mit sich bringen. Uns ist in dem Moment nicht klar, dass das Leben selbst Veränderung ist. Wir sind abends nicht mehr derselbe Mensch, der morgens aufgestanden ist, da unsere Erlebnisse des Tages Veränderungen in unserem Denken, Fühlen und Handeln herbeigeführt haben. Wir fahren morgens schlecht gelaunt ins Geschäft, da uns ein schwieriges Gespräch mit einem Geschäftspartner oder Kollegen bevorsteht. Das Gespräch lief unserer Meinung nach gut, da wir den Mut hatten, uns zu positionieren. Voller positiver Energie treten wir den Weg nach Hause an. Die positive Erfahrung, die Komfortzone zu verlassen und selbstbewusst unsere Meinung zu sagen, hat uns verändert, hat unsere Bandbreite erweitert. Wir können erkennen, dass es gut war, den „Sicherheitscontainer“ zu verlassen, da die „Komm vor“-Zone uns Entwicklung beschert hat. Wir haben das Gefühl „etwas geschafft zu haben“, sind mit uns zufrieden und genießen den Erfolg.

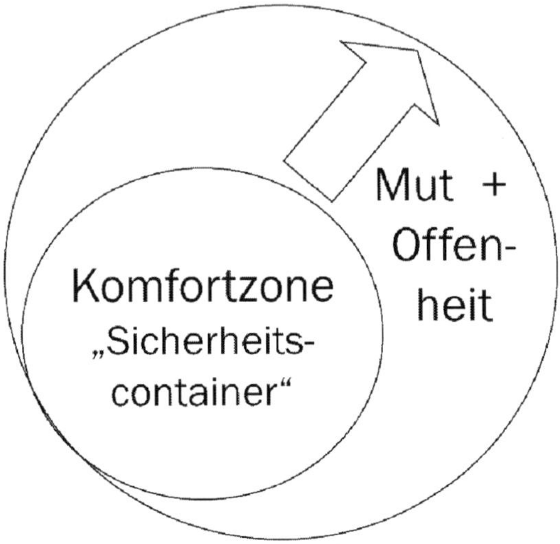

Praktische Anwendung

Die einfachste Herangehensweise ist, zuerst „harmlose" Veränderungen zu spüren und in „Trocken-Übungen" nachzuempfinden, welche Gefühle diese auslösen. Damit lernen Sie die Wirkung von Veränderungen und auch sich selbst spielerisch und ohne Gefahr kennen. Auf dieser Basis können Sie auch im „richtigen Leben" Neues und Veränderungen mutig angehen.

Veränderungen spüren

Einfaches Einfühlen in Veränderungen können Sie sehr leicht damit umsetzen, indem Sie gewohnte Vorgehensweisen bewusst ändern: Wenn Sie Ihre Armbanduhr rechts tragen, dann wechseln sie diese auf die linke Hand und beobachten Sie, was passiert. Oder Sie falten Ihre Hände wie beim Beten, schauen welcher Daumen oben ist, und ändern dann die Faltung Ihrer Hände so, dass der andere Daumen oben ist. Auch wenn Sie Ihre Arme vor der Brust verschränken, befindet sich eine Hand auf dem Oberarm des anderen Arms und die andere Hand befindet sich unter dem Oberarm des anderen Arms zwischen Oberarm und Brust – versuchen Sie mal, Ihre Arme genau anders herum zu verschränken!

Mut überwindet alle Grenzen

Um Wachstum, Neues und Veränderung auch im „wirklichen Leben" auszuprobieren und umzusetzen, existieren zwei klassische Ansatzpunkte.

Überlegen Sie, was Sie schon seit längerer Zeit tun wollten, welche Ziele Sie haben, die Sie noch nicht verfolgt haben. Daraus entsteht mit Sicherheit eine kleine Liste mit etlichen Punkten. Wählen Sie einen oder auch mehrere Punkte aus, die Sie jetzt bewusst angehen wollen – und tun Sie es auch.

Beim zweiten Ansatzpunkt überlegen Sie sich, bei welchen wichtigen Themen oder in welchen relevanten Situationen Sie sich immer unsicher fühlen oder sogar ein wenig Angst verspüren – sei es im beruflichen oder im privaten Kontext. Gehen Sie bewusst das Wagnis dieser unsicheren Situation ein. Sie werden sehen, die Angst verschwindet, wenn Sie ihr ins Auge blicken. Dann ist die Situation gar nicht so unsicher und Sie werden schon ziemlich bald an Ihrer neuen Fähigkeit Freude haben und damit erfolgreich sein.

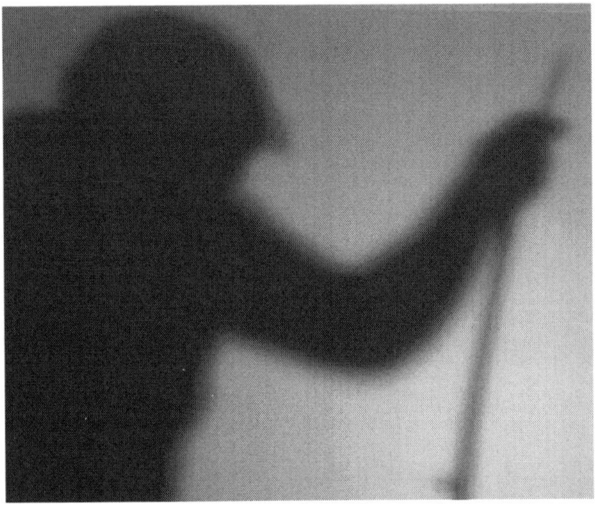

„Konzentriere dich auf das, was gerade wichtig ist."
Spencer Johnson

Schritt 2

Die Mitte finden

Einstimmung und Konzentration

Schritt 2: Die Mitte finden

In einem Wald, der Feuer fing und zu brennen begonnen hatte, befanden sich zwei Bettler. Einer der beiden war blind, der andere ohne Beine. Die beiden waren sich Feind, sie sprachen kein Wort miteinander. Doch nun hatten sie eine gemeinsame Notsituation. Der Blinde sagte zu dem Bettler ohne Beine: „Wenn wir da hinaus kommen wollen, musst du dich auf meine Schultern setzen. Gebrauche meine Beine und ich will deine Augen gebrauchen. Nur so können wir uns retten." Sie einigten sich sofort, denn anders ging es nicht. Es brannte schon überall, sie mussten schleunigst fliehen. Der Mann ohne Beine hätte es nie geschafft, den Wald zu durchqueren. Auch der Blinde wusste, dass er es allein unmöglich schaffen würde. Er konnte nicht sehen, wo es brannte, wo die Straße verlief, wo Bäume in Flammen standen und wo nicht. Er war blind und hätte sich hoffnungslos verirrt. Doch beide waren intelligent genug ihre Feindschaft zu begraben, sich zusammenzutun und ihr Leben zu retten. Diese Fabel aus dem Osten handelt von Ihrem Intellekt und Ihrem Herzen. Der Intellekt kann schnell laufen, doch er ist blind. Er stolpert dauernd, stürzt, verletzt sich und findet sein Leben sinnlos. Das Herz sieht und fühlt, aber es hat keine Beine. Es kann nicht rennen. Es bleibt, wo es ist, es schlägt, es wartet. Eines Tages wird der Intellekt verstehen und die Augen des Herzens gebrauchen können. In den Händen des Herzens wird der Intellekt intelligent.

Beim Bogenschießen

Für die Technik und Methodik des Bogenschießens ist der Verstand sehr wichtig. Aber unser Verstand ist sehr geschäftig und unruhig – deshalb schaffen wir mit einer Zeremonie zur Einstimmung Ruhe und Konzentration. Im Einstimmungsritual werden Bogen und Pfeile in ruhiger Weise aufgenommen - damit entsteht eine Verbindung zwischen Mensch und Gerät.

Im Alltag

Die einführende Geschichte und das Ritual des Bogenschießens stellen sehr schön den Zusammenhang und die Verbindung von jeweils zwei Bereichen dar: Herz und Verstand, Mensch und Instrument. Im Alltag kommen sicher auch die beiden Bereiche Geist und Körper hinzu. Bedingt durch die vielen alltäglichen Herausforderungen sind wir oft nicht in Balance oder stehen in extremeren Situationen unter Spannung. Die Anspannung und das Gefühl der Überforderung erzeugen negative Gefühle und verhindern oft die Umsetzung unserer Vorhaben und den gewünschten Erfolg. Deshalb sind auch im Alltag Entspannung und Balance von Körper und Geist sehr wichtig.
Haben Sie auch schon die Erfahrung gemacht, wie Körper und Geist oft ungewollt zusammenspielen? Wenn Sie zum Beispiel bei einem wichtigen und vornehmen Essen denken: „Jetzt bloß nicht kleckern!". Was passiert? Sie kleckern!
In wichtigen Situationen hilft Ihnen die Entspannung bei der Einstimmung und Konzentration auf das Wesentliche.

Praktische Anwendung

Der einfachste Weg zu Balance und Entspannung ist der Zugang über den Körper. Dies kann spielerisch geschehen und macht Freude.
Überflüssigerweise spannen wir ständig unsere Muskeln an, vor allem im Schulter- und Nackenbereich. Obwohl wir nur sitzen - sei es im Auto oder am Schreibtisch - passiert folgendes, ohne dass Sie es merken:
In den Muskeln wird Milchsäure (Lactat) produziert, die Muskeln erhalten weniger Sauerstoff, übersäuern und werden hart und müde.

Relaxen durch Schulter fallen lassen

Ein einfaches Mittel dagegen: Lassen Sie bewusst die Schultern fallen. Schon bald entspannt sich jeder Muskel des Körpers bis zu den Zehen.
Stehen Sie dabei locker mit leicht angewinkelten Knien. Atmen Sie zusätzlich intensiv bewusst aus, ist die Entspannung perfekt.

Schulter-Nacken-Entspannungsübung aus dem Yoga

Setzen Sie sich auf eine feste Unterlage und schließen Sie Ihre Augen. Ihre Füsse haben guten Kontakt zum Boden. Konzentrieren Sie sich ganz auf Ihren Nacken und entspannen Sie feinfühlig Ihre Nackenmuskulatur.
Lassen Sie den Kopf langsam auf die Brust sinken und atmen Sie tief und ruhig. Richten Sie Ihren Kopf wieder langsam auf und neigen ihn anschließend behutsam nach hinten.

Nun bewegen Sie Ihren Kopf besonnen zum Ausgangspunkt zurück. Wiederholen Sie dies ein paar Mal und halten Sie dabei Ihren Kiefer entspannt.
Wenden Sie jetzt Ihren Kopf langsam und behutsam nach rechts – verharren – und links – verharren. Wiederholen Sie dies ein paar Mal.
Konzentrieren Sie sich auf Ihre Muskelempfindungen. Neigen Sie nun bedächtig den Kopf nach rechts und links. Wiederholen Sie auch dies ein paar Mal.
Nach einer kurzen Ruhepause atmen Sie tief aus, strecken Kopf und Nacken nach oben und schieben dabei den Unterkiefer nach vorne. Anschließend beginnen Sie vorsichtig mit der Nackenrolle: Der Kopf hängt entspannt nach vorne und Sie beginnen sanft damit, den Kopf nach links zu rollen. Sie fühlen die verspannten Stellen in der Halsmuskulatur. Erzwingen Sie niemals einen Weg durch so eine verhärtete Stelle. Bei mehrmaliger Anwendung lockern sich die Muskeln ganz von selbst. Nun rollen Sie langsam auf die rechte Seite, verharren kurz in der für Sie angenehmen Endstellung. Wiederholen Sie die Übung ein paar Mal in alle Richtungen.

Life Kinetik (Bewegung ist Leben)
In unseren Seminaren wenden wir eine neue und sehr effektive Methode für den perfekten Zugang zur körperlich-geistigen Balance an. Die Übungen von Life Kinetik® kombinieren spielerische Bewegung mit visuellen und koordinativen Aufgaben. Das Gehirn stellt durch diese Herausforderungen neue Verbindungen (Synapsen) her.
Je mehr Vernetzungen im Gehirn angelegt sind, desto höher ist die Leistungsfähigkeit des Gehirns. Wir werden kreativer, konzentrierter, leistungsfähiger und stressresistenter.

Entgegen den sonstigen Gepflogenheiten im Sport ist bei dieser Trainingsform nicht die Automatisierung von Bewegungen und Bewegungsabläufen das Ziel. Langes und hartes Training kennt Life Kinetik nicht.
Das Ziel dieses Trainingsprogramms ist die Schaffung möglichst vieler neuer Vernetzungen im Gehirn, diese entstehen durch immer neue Übungen. Dabei ist es notwendig, die Herausforderungen der Übungen von Trainingseinheit zu Trainingseinheit ständig zu steigern. Damit erzielen Sie eine dauerhafte Gehirnoptimierung. Bereits eine Stunde pro Woche genügt, um schon nach kurzer Zeit die ersten Veränderungen zu erkennen.

Wir empfehlen, einen Life Kinetik Kurs zu besuchen (www.lifekinetik.de).

„Ein erwachter Mensch zeichnet sich sowohl durch
inneren Frieden und Ruhe als auch durch
eine fröhliche, aktive Lebendigkeit aus.“

Miriam Levering

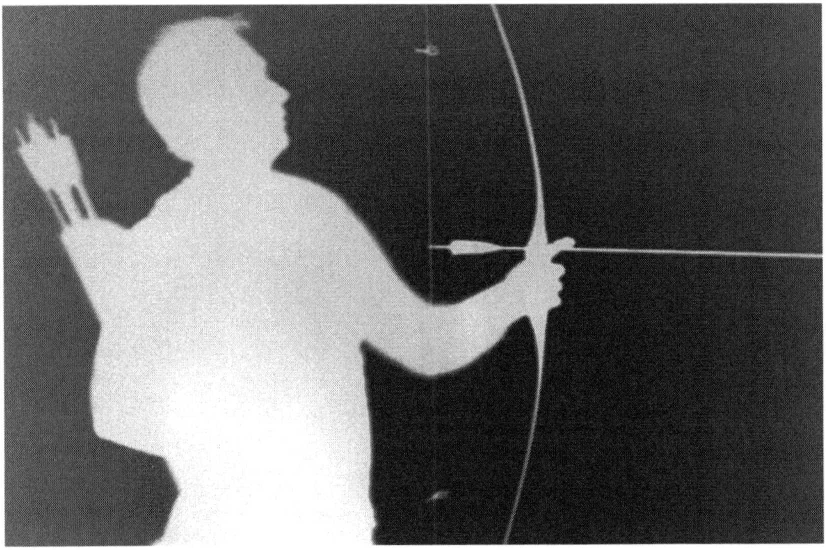

„An dem Tag, an dem du die volle Verantwortung für dich selbst übernimmst – an dem Tag beginnt dein Weg zum Ziel.“ Dante Alighieri

Schritt 3

Verantwortung übernehmen

Verantwortung für sich und andere

Schritt 3: Verantwortung übernehmen

In einem fernen Land gab es vor langer Zeit einen großen Tempel mit 1000 Spiegeln, in dem sich eines Tages ein Hund verirrte. Plötzlich erblickte er 1000 andere Hunde gegenüber. Er begann zu knurren und sah, wie 1000 andere Hunde ebenfalls knurrten. Da steigerte sich sein Zorn – und die Wut der anderen Hunde ebenfalls. Erst nach langer Zeit fand der Hund völlig erschöpft den Ausgang. „Wie ist die Welt doch böse", sagte sich der Hund, „sie besteht aus lauter wütenden Hunden." Die Welt war für ihn ein bedrohlicher Ort, und er lebte verbittert bis ans Ende seiner Tage. Nach einiger Zeit kam ein anderer Hund in den Tempel der 1000 Spiegel. Auch er sah sich 1000 anderen Hunden gegenüber. Der Hund freute sich und wedelte freundlich mit dem Schwanz. Da wedelten die 1000 Artgenossen zurück, und der Hund freute sich, dass die anderen Hunde sich freuten, und die Freude fand kein Ende. So ging der Hund immer wieder in den Tempel, um sich mit den anderen Hunden zu freuen. „Wie ist die Welt doch schön", sagte sich der Hund. „Überall gibt es freundliche Hunde, die mit dem Schwanz wedeln!" Er hielt es für erwiesen, dass ihm andere Hunde wohl gesinnt waren. Die Welt war für ihn ein freundlicher Ort, und er lebte glücklich bis ans Ende seiner Tage.

Beim Bogenschießen

Bevor beim Bogenschießen der erste Pfeil die Sehne verlässt, gilt es, sich das Prinzip der Verantwortung bewusst zu ma chen. Bei allem, was ich tue, bin ich zunächst für mich selbst verantwortlich – ich habe mich dazu entschieden und werde

die Konsequenzen tragen. Das beinhaltet auch Achtsamkeit – Achtsamkeit gegenüber dem mir anvertrauten Instrument und vor allen gegenüber anderen Menschen, mit denen ich zusammen Bogensport betreibe und die vielleicht durch mein Tun beeinträchtigt werden könnten.

Im Alltag

Nach einer Umfrage fühlen sich 98% der Menschen weitaus mehr fremd- als selbstbestimmt. In Wirklichkeit ist es so, dass Sie in jeder Lebenssituation auch immer einen Eigenanteil haben – und damit auch die Möglichkeit, die Situation zu verändern. Ist das nicht möglich, dann bleiben uns immer noch zwei Wege offen:
Wir können die Situation verlassen oder die Dinge so akzeptieren, wie sie sind. Dies fordert natürlich Mut, die Komfortzone zu verlassen und loszulassen, denn:
„Zu anderen Ufern kann ich nur vordringen, wenn ich das alte verlasse“ (vgl. Schritt 1). Sie müssen sich entscheiden:
Möchten Sie „Opfer der Umstände“ sein oder eine aktive und gestaltende Rolle übernehmen im Sinne von:

Change it,
leave it
or love it.

Die einführende Geschichte symbolisiert: „Meine Umwelt ist der Spiegel meiner selbst - ich selbst löse das aus, was passiert“.
Sowohl beim Bogenschießen als auch im Alltag spielen damit Verantwortung und Achtsamkeit eine entscheidende Rolle. Diese zu erkennen und anzunehmen, ist die Grundvoraussetzung für selbstbestimmtes Handeln.
Die meisten Menschen fühlen sich überwiegend fremdbestimmt und können damit die Verantwortung (scheinbar) „den Anderen“ abgeben. Es ist oft einfacher, wenn die Anderen an diesem und jenem „schuld“ sind.
Dafür bezahlen Sie jedoch einen sehr hohen Preis - Sie entscheiden nicht mehr selbst. Eine hohe Selbst-Verantwortung und eine hohe Selbst-Bestimmung sind für Sie sicher erstrebenswerter.

Praktische Anwendung

Selbstreflexion – „Ich übernehme das Steuer“
Nehmen Sie ein Blatt Papier und machen Sie eine ganz einfache Übung: Listen Sie auf der einen Seite alle Bereiche/Verantwortlichkeiten/Tätigkeiten/Aktivitäten auf, bei denen Sie den Eindruck haben, „fremdbestimmt“ zu sein.
Listen Sie dann auf der anderen Seite alle Bereiche /Verantwortlichkeiten /Tätigkeiten /Aktivitäten auf, bei denen Sie meinen, „selbstbestimmt“ zu sein.
Hinterfragen Sie immer wieder selbstkritisch, inwieweit Ihre Einschätzung wirklich so ist, wie Sie meinen.
Was ist das Ergebnis? Was bedeutet das für Sie?

Der Mensch im Spiegel

Der berühmte Pop-Sänger Michael Jackson hat den sehr inspirierenden Liedtext „Man in the Mirror“ geschrieben:

„Ich werde mit dem Mensch im Spiegel beginnen,
ihn darum bitten seine Ansichten zu ändern.
Denn eines ist mir jetzt klar geworden:
Wenn du die Welt zu einem besseren Ort machen willst,
dann fang zuerst einmal bei dir selbst an,
etwas zu verändern.“

Wo fangen Sie an?

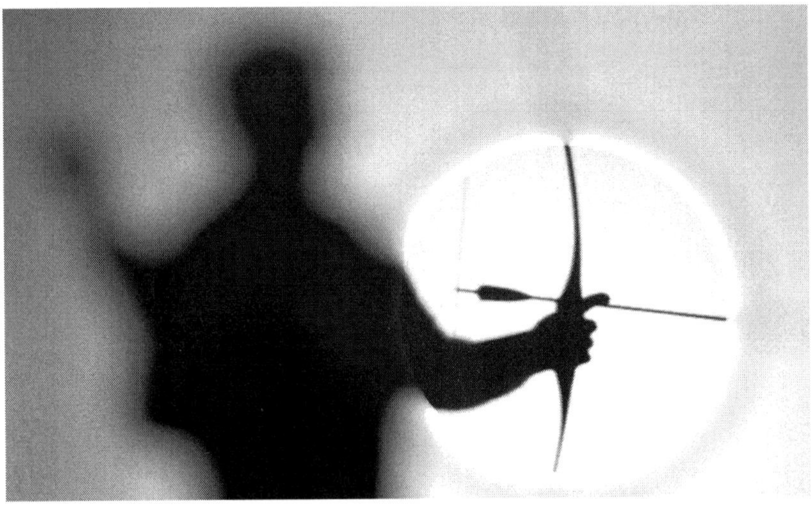

„Die innere Haltung ist der wichtigste Faktor."
Dalai Lama

Schritt 4

Die rechte Haltung einnehmen

Bewusstes Denken und Handeln

Schritt 4: Die rechte Haltung einnehmen

An einem schönen klaren Morgen trafen einst zwei Wanderer einen weisen Mann, der auf einem großen Felsblock am Fuß eines Berges saß. Auf dessen Spitze war die Hauptstadt des Landes errichtet worden. Als der erste Wanderer die Weggabelung erreichte, fragte er den weisen Mann: „Bitte sage mir, wie ist die Stadt dort oben am Berg?" Darauf antwortete der weise Mann: „Wie war denn die letzte Stadt, in der Du warst, guter Herr?" „Oh, sprich nicht davon, da gab es nur Verbrechen, elendes Gesindel und eine Vielzahl an Schuften und unehrlichen Leuten." „Dann wirst Du auch in dieser Stadt nur Verbrecher und Schurken treffen." Dann kam der zweite Wandersmann an der Weggabelung an. Auch er fragte den alten Mann: „Gütiger Herr, bitte sagen Sie mir, wie ist denn die Stadt dort oben?" Der alte Mann stellte nun zum zweiten Mal an diesem Tag die gleiche Frage: „Wie war denn die letzte Stadt, in der Du warst?" „Ah, ich glaube, das war eine prachtvolle und wunderschöne Stadt, mit sehr vielen freundlichen und herzlichen Menschen, viel geschäftigem Treiben und gesellschaftlichem Leben!" „Junger Wandersmann, dann wird auch die Stadt dort oben am Berg Dir viele interessante und schöne Erlebnisse bringen." Während der erste Wandersmann umgekehrt war, machte sich der zweite fröhlich auf, die Stadt am Berg zu erkunden.

Beim Bogenschießen

Bogen und Pfeile sind nun aufgenommen. Wir sind konzentriert und kurz davor zu handeln. Im nächsten Schritt des Bogenschießens positionieren wir uns: Wir stehen bewusst, finden einen festen Untergrund und verwurzeln uns mit der Erde.
Für die Vorbereitung der kommenden Bewegung ist die passende körperliche Haltung ebenso hilfreich wie die angemessene Geisteshaltung und Einstellung.

Im Alltag

Die Einstellung - Motor aller Handlungen
Der eigentliche Ausgangspunkt unserer Handlungen sind unsere Einstellungen und die damit verbundene Motivation und Tatkraft. Das heißt, unsere Aktivitäten in Wort und Tat sind Folge unserer Gedanken.
In den östlichen Kulturen wird dieser Zusammenhang auch als Karma bezeichnet: Nur eine gute Einstellung (Geist) führt zu guten Worten und Taten.
Unser bewusstes Denken zeigt nur einen Bruchteil unseres tatsächlichen Wissens. In unserem Unbewussten lagern riesige Wissensschätze. Sie freizulegen bewirkt Wunder. Über 90 Prozent unsere täglichen Handlungen erledigt unser Gehirn unbewusst, ohne dass wir es merken. Unsere Gedanken entstehen im Unbewussten und sind die Voraussetzung all unserer Handlungen - sie sind also unsere wahre Stärke. Keine Handlung ohne vorherige Gedanken. Im Umkehrschluss haben wir alles, was wir in unserer Welt wahrnehmen, zuerst gedacht und durch unsere Gedanken und Gefühle belebt.

Beispiele für die Macht der Gedanken und des Unbewussten:

Ein Beschäftigter einer Lebensmittel-Kühlfirma wurde versehentlich in einen Kühl-Laster eingeschlossen und vergessen. Erst am folgenden Tag wurde der Laster geöffnet und der Eingeschlossene tot entdeckt. Er hatte alle Anzeichen eines Erfrierungstodes, von den Frostbeulen bis zu blauer Haut. Es stellte sich jedoch heraus, dass das Kühlaggregat im Laster gar nicht eingeschaltet war.

An der Victoria Universität in Wellington (Neuseeland) bekam in einem Placebo-Test eine Gruppe von Studenten Wodka zu trinken – in Wirklichkeit bekamen sie allerdings alkoholfreies Tonic Water vorgesetzt. Das Ergebnis war verblüffend: Die vermeintlichen Wodka-Trinker benahmen sich wie Betrunkene mit den gleichen Anzeichen - von Gleichgewichtsstörungen bis zu Artikulationsschwierigkeiten.

In den USA trainierten Basketballspieler auf drei Arten die Treffsicherheit beim Korbwurf:
Gruppe 1 trainierte täglich 1 Stunde in der Halle Korbwürfe –
Gruppe 2 trainierte nicht und
Gruppe 3 trainierte täglich 1 Stunde Korbwürfe „im Geiste“.
Das Ergebnis nach zwei Wochen:
Gruppe 1 steigerte ihre Treffsicherheit um 2 %,
Gruppe 2 verringerte den Treffererfolg um 2 %,
Gruppe 3 steigerte die Treffsicherheit um 3,5%...

Praktische Anwendung

Denken auch Sie manchmal einfach so vor sich hin? Lassen Sie Ihren Kopf denken, was er will, ohne zu wissen, welche Auswirkungen das auf Ihr Leben hat? Sie sollten ein gewisses Maß an Selbst-Bewusstheit und Kontrolle über das eigene Denken erreichen, wenn Sie Ihr Leben bewusster gestalten möchten. Seien Sie präsent im aktuellen Moment, um das ständige Hintergrundrauschen des Denkens zu unterbrechen. Für das Sein im Jetzt benötigen Sie Achtsamkeit und Fokussierung auf eine Sache, bewusst kein „Mulitasking". Achten Sie für eine gewisse Zeit nur auf das momentan Ausgeübte oder Empfundene, nicht auf Vorhergehendes oder Kommendes. Konzentrieren Sie alle geistigen Kräfte auf einen Punkt.

Minutenträume

"Wer den Moment genießt, genießt das ganze Leben."

Üben Sie so oft wie möglich, sich aus dem hektischen Treiben des Alltags auszuklinken. Genießen Sie den Luxus "Zeit", indem Sie sich Langsamkeit und Einfachheit gönnen. Genießen Sie den Augenblick. Schärfen Sie Ihren Blick für Details. Setzen Sie bewusst Kontrapunkte zur allgemeinen Hektik des Alltags mit Aktivitäten, die keinen Zeitzwang auf Sie ausüben.

Gewöhnen Sie sich an, vor allem wenn Sie unter Druck stehen, einige Minuten abzuschalten und zu träumen. Lehnen Sie sich zurück und blicken Sie aus dem Fenster: Beobachten Sie die Vögel im Garten oder die Fliege am Fenster.

Bewundern Sie die Lichtreflexe der im Wind bewegten Blätter. Vielleicht haben Sie auch Zeit, einen kurzen Spaziergang zu machen.

Tanken Sie Sauerstoff, hören Sie die Geräusche und riechen Sie die unterschiedlichen Düfte um sich herum. Lassen Sie ein Stück Obst oder Schokolade genüsslich auf der Zunge zergehen. Genießen Sie den Augenblick, achten Sie auf diese positiven Gefühle. Erleben Sie die innere Ruhe. Mit diesen Minutenträumen regenerieren Sie und haben wieder für Stunden Energie.
Musik ist eine weitere Quelle der Kurzentspannung und Entschleunigung. Wählen Sie aus Ihrer Lieblingsmusik Stücke, die Sie in angenehme, entspannte Stimmung versetzen. Halten Sie diese immer griffbereit (auf CD, i-phone, mp3 - Player oder Computer) und hören Sie ganz bewusst ein oder zwei Musikstücke.

Kurzentspannung durch Visualisierung von glücklichen Momenten

Visualisierung (Bilder in Gedanken sehen) kann eine sofortige Veränderung des körperlichen und geistigen Zustands bewirken. Machen Sie folgende Übung:
Stellen Sie sich vor, Sie liegen an einem wunderschönen Sandstrand unter Palmen in der Karibik. Die Sonne scheint den ganzen Tag, die Menschen sind gelassen und Sie können sich richtig entspannen. Sie liegen gerade im weichen Sand und beobachten das rauschende Meer, während eine milde Brise Sie abkühlt und den angenehmen Duft des Meeres zu Ihnen trägt.
Wie fühlen Sie sich in dieser Situation? Spüren Sie, wie Ihre geistige Einstellung sich sofort verändert, wenn Sie sich vorstellen, in dieser angenehmen Situation zu sein?

Sicherlich haben Sie ähnliche Erinnerungen an wunderschöne Urlaubsmomente oder Situationen, in welchen Sie sich sehr wohl gefühlt haben, in denen Sie einen so genannten "Flow" hatten.
Speichern Sie solche Momente fest in Ihrem Gedächtnis ab und rufen Sie diese bei Bedarf wieder auf (Visualisierung). Damit profitieren Sic immer wieder von diesen Momenten, Ihr Geist entspannt sich in kürzester Zeit und diese Minuten wirken wie ein „Regenerationsbrunnen".

Kopf ausleeren
In unserem Kopf befinden sich vielerlei Schubladen mit unterschiedlichstem Inhalt. Wenn ein Wirrwarr verschiedener Gedanken in Ihrem Kopf herumkreist, dann nehmen Sie ein Blatt Papier und schreiben alles auf, was Sie denken. Sie können dies ganz spontan, „ohne Sinn und Verstand", tun oder Sie gehen systematisch mit folgenden Satzanfängen vor, die Sie mit Ihren eigenen Endungen ergänzen können:

Ich muss...
ich sollte...
ich finde...
es ärgert mich...
ich frage mich...
es besorgt mich...
ich hoffe...etc.

Nehmen Sie sich dafür mindestens 10 Minuten Zeit.
Sortieren Sie anschließend Ihre Notizen nach folgenden Kriterien und Gruppen:

- Gedanken, die Dinge mit ganz konkreten Aufgaben und Terminen beinhalten, die Sie erledigen müssen.
  Übertragen Sie diese Gedanken auf eine neue To do-Liste.

- Gedanken über Dinge, bei denen Handlungsbedarf besteht und die Sie beeinflussen können.
  Übertragen Sie diese Dinge entsprechend ihrer Wichtigkeit auf eine weitere Liste - die wichtigsten Aufgaben stehen oben.

- Gedanken über Dinge, die Sie im Moment nicht verändern können.
  Streichen Sie diese Gedanken aus Ihrer Liste – für heute können Sie sich von diesen Dingen verabschieden.

- Gedanken über Fakten, die Sie grundsätzlich nicht beeinflussen können.
  Streichen Sie auch diese Gedanken aus Ihrer Liste.

Ihr Kopf ist jetzt ausgeleert und Ihre Gedanken sind sortiert. Sicher fühlen Sie sich jetzt leichter, die Anspannung hat abgenommen. Sortieren Sie regelmäßig Ihre Schubladen im Kopf und machen Sie es sich zur Gewohnheit, immer wieder mit System auszuräumen.

„Es gibt nur einen kleinen Unterschied zwischen den Menschen, aber dieser kleine Unterschied macht einen großen Unterschied. Dieser kleine Unterschied ist die Einstellung.“

W. Clement Stone

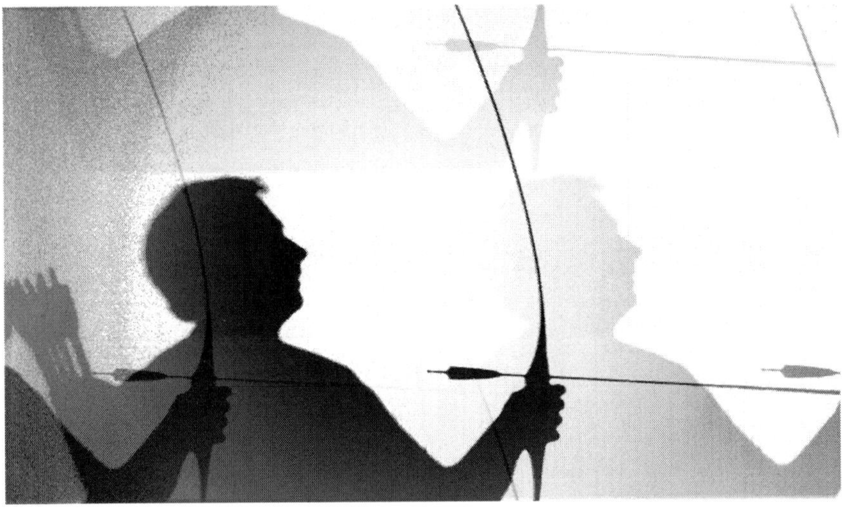

„Die Kraft sich zu entscheiden ist die Kraft, die alles verändert.“ Anthony Robbins

Schritt 5

Eine Entscheidung treffen

Wille und Entschlossenheit

Schritt 5: Eine Entscheidung treffen

Ein sehr erfolgreicher Mensch wurde von einem jungen Mann gefragt, was das Geheimnis seines Erfolges sei. „Richtige Entscheidungen!“, antwortete dieser. Der junge Mann ließ nicht locker und fragte: „Ja, aber wie trifft man denn richtige Entscheidungen?“ „Erfahrung“, war die Antwort. „Und wie gewinnt man Erfahrung?“ Da lächelte der erfolgreiche Mensch und sagte: „Durch falsche Entscheidungen“.

Beim Bogenschießen

Wir haben uns in der angemessenen Körperhaltung und mit der richtigen inneren Haltung positioniert und einen Pfeil in der Sehne am Bogen „eingenockt“. Der Bogen ist „bestückt“, bereit zum Schießen. Dies ist der wichtige Schritt von der Vorbereitung zum Handeln. An diesem Punkt braucht der Schütze den unbedingten Willen und die hundertprozentige Entschlossenheit für konsequentes Handeln.

Im Alltag

Wir treffen in unserem Leben ständig Entscheidungen – auch keine Entscheidung ist eine Entscheidung!
Viele Entscheidungen laufen unbewusst ab; werden sie bewusst getroffen, findet man häufig Formulierungen wie:
„man müsste...“
„ich könnte vielleicht...“
„ich sollte einmal...“

„Man“ bedeutet persönliche Nichtbeteiligung - irgendwer wird das schon tun! Beim Konjunktiv „müsste“ fehlen die Entschlossenheit und der eigene Wille des Handelns.

Ich müsste „gesünder leben“...
„früher aufstehen“...
„mehr Sport treiben“...
sind beliebige und nicht konkrete Aussagen.
Die Formulierung „Ich stehe ab morgen jeden Tag um 7.00 Uhr auf und laufe mindestens eine halbe Stunde“ hingegen zeigt: Ich bin fest entschlossen, dieses Ziel zu erreichen!

Praktische Anwendung

Prioritäten

Wenn Sie ohne Schwerpunkte zu setzen alle Dinge auflisten, die aktuell und in der näheren Zukunft zu tun sind, müssten Ihre Tage mindestens 48- oder besser 76-Stunden-Tage sein. Sie müssen also entscheiden, welche Themen wirklich für Sie Vorrang haben.
Konzentrieren Sie sich auf Ziele und Erfolg, indem Sie klare Prioritäten setzen durch Einstufung Ihrer Themen nach Wichtigkeit und Dringlichkeit – wobei Wichtigkeit vor Dringlichkeit steht:

Priorität A: „wichtig und dringlich“ = sofort tun
Priorität B: „wichtig, aber nicht dringlich“
= planen und terminieren
Priorität C: „dringlich, aber nicht wichtig“ = delegieren
Priorität D: „weder wichtig noch dringlich“ = Papierkorb!

Nach dem *Pareto-Prinzip* erbringen bereits 20% der strategisch richtig eingesetzten Zeit 80% des gewünschten Ergebnisses:

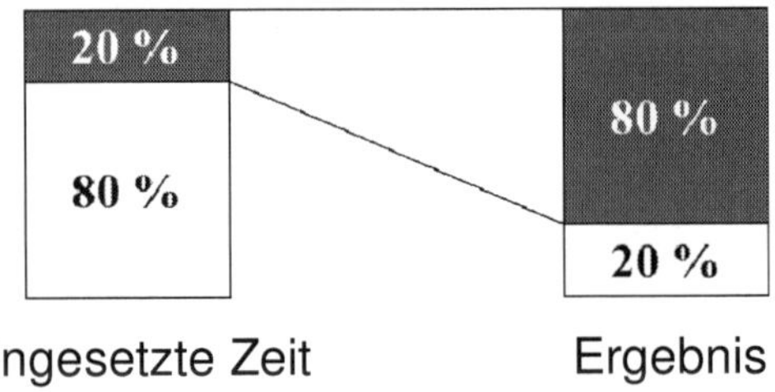

Entscheidungen mit Herz und Verstand

Falsche Entscheidungen basieren meist auf Illusionen, richtige Entscheidungen orientieren sich an der Realität. Wichtig ist nicht, die beste Entscheidung zu treffen, sondern die für Sie bessere Entscheidung, mit der Sie ein besseres Gefühl haben und mit welcher Sie ein besseres Ergebnis erzielen.

Gebrauchen Sie Ihren Verstand und befragen Sie Ihr Herz.

Stellen Sie folgende Fragen an Ihren „kühlen Kopf“:

- Werde ich damit einer echten Notwendigkeit gerecht?
- Habe ich mich über die Alternativen informiert?
- Habe ich alles gründlich durchdacht?

Ihr „warmes Herz“ beantwortet Ihnen die folgenden Fragen:

- Bin ich ehrlich zu mir selbst und passt die Entscheidung zu mir?
- Vertraue ich meiner Intuition und fühle mich gut dabei?
- Gibt mir die Entscheidung ein gutes Selbstwertgefühl, führt sie zu dem für mich richtigen Weg?

Den ersten Schritt wagen
Sie haben Prioritäten gesetzt und Entscheidungen getroffen. Ihr nächster Schritt ist Handeln!
Dazu gehören Mut und Risikobereitschaft, denn meistens läuft am Anfang nicht alles nach Plan und der Beginn erfordert viel Einsatz - oft ohne schnelle Erfolge.

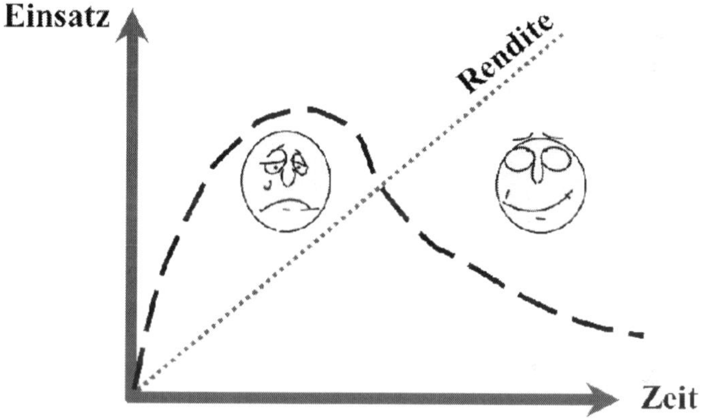

Beginnen Sie mit Entschlossenheit und Einsatz, doch gehen Sie dabei Schritt für Schritt vor. Lassen Sie sich durch Rückschläge nicht entmutigen - Geduld und Durchhaltevermögen führen Sie zu nachhaltigem Erfolg.

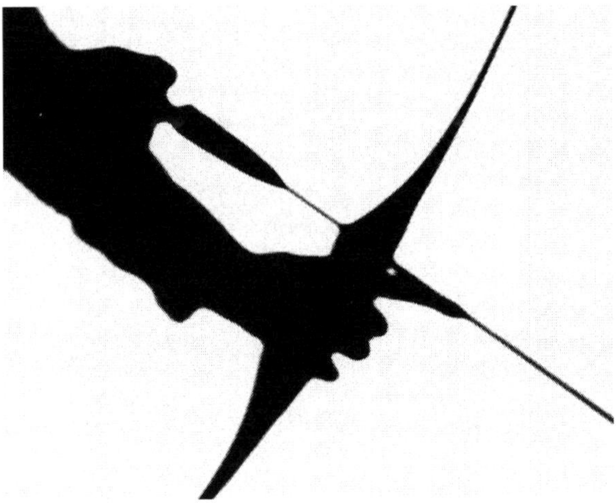

„Wir leben in einem ewigen Jetzt. Wenn wir Musik anhören, dann hören wir nicht auf die Vergangenheit, wir hören nicht auf die Zukunft, sondern wir hören auf Gegenwärtiges, das sich vor uns entfaltet.“ Alan Watts

Schritt 6

Im Jetzt sein

Gegenwärtigkeit und Fokussierung

Schritt 6: Im Jetzt sein

Ein alter Mann und sein Sohn bestellten gemeinsam ihren kleinen Hof. Sie hatten nur ein Pferd, das den Pflug zog. Eines Tages lief das Pferd fort. Wie schrecklich, sagten die Nachbarn, welch ein Unglück. Wer weiß, erwiderte der alte Bauer, ob Glück oder Unglück? Eine Woche später kehrte das Pferd aus den Bergen zurück – es brachte fünf wilde Pferde mit in den Stall. Wie wunderbar, sagten die Nachbarn, welch ein Glück. Glück oder Unglück, wer weiß, sagte der Alte. Am nächsten Morgen wollte der Sohn eines der wilden Pferde zähmen. Er stürzte und brach sich ein Bein. Wie schrecklich, welch ein Unglück. Glück? Unglück? Die Soldaten kamen ins Dorf und holten alle jungen Männer in den Krieg. Den Sohn des Bauern konnten sie nicht brauchen, darum blieb er als einziger verschont. Glück? Unglück?

Beim Bogenschießen

Sie sind zum Schuss bereit, es steht nur noch der augenblickliche Moment im Fokus. Jeder Gedanke an Vergangenheit, Zukunft oder Anderes stört Ihre Fokussierung und Konzentration. Ein erfahrener Schütze kann warten und hat die Geduld für den rechten Augenblick. Bei Bedarf macht er auch eine Pause, um ganz im Hier und Jetzt zu sein.
Für diesen Augenblick benötigen Sie nur Hände und Geist - es gilt das Prinzip der Gegenwart, der Gelegenheit, der Langsamkeit.

Im Alltag

Im täglichen „Normalfall“ befinden wir uns mit unserem Denken zu 95 Prozent in der Vergangenheit oder in der Zukunft und nur ganz selten im Hier und Jetzt. Damit verlieren wir die einzige existierende Realität und unsere Energie steht nicht gänzlich für die gerade anstehende Aufgabe zur Verfügung.
Gegenwärtigkeit und Fokussierung erreichen Sie nur, indem Sie sich ganz bewusst auf den jetzigen Moment einlassen, ihn akzeptieren und, soweit möglich, jedes ablenkende Denken abstellen.
Ein paar einfache Übungen helfen Ihnen, diesen Zustand spielerisch zu erproben und sich einzufühlen. Sie vermitteln Ihnen die Gegenwärtigkeit im Alltag.

Praktische Anwendung

60-Sekunden-Spiel
Schauen Sie auf eine Uhr mit einem großen Sekundenzeiger, folgen Sie ganz bewusst sechzig Sekunden lang dem Zeiger.
Achten Sie genau darauf, wann Ihre Aufmerksamkeit nachlässt, wann etwas in Ihnen sich meldet mit Einwänden wie „Was soll das?“ oder „Wie langweilig!“ In diesem Moment warten Sie, bis der Sekundenzeiger bei der Zwölf angelangt ist und beginnen wieder von vorne.
Betrachten Sie die Übung als ein Spiel, das Sie erst gewonnen haben, wenn Sie sechzig Sekunden bei der Sache geblieben sind.

5 Minuten Einfühlung
Setzen Sie sich entspannt auf einen Stuhl oder legen Sie sich hin. Schließen Sie die Augen und achten Sie bewusst darauf, was mit Ihnen passiert:

„Was denke ich gerade?"
„Welche Gefühle/Emotionen nehme ich in mir wahr?"
„Was spüre ich in meinem Körper?"

Achten Sie darauf, dass Sie diese Dinge einfach nur wahrnehmen, ohne sie zu beurteilen oder gedanklich zu verarbeiten.
Die Gedanken kommen und gehen ganz von selbst.

„Die einzige Zeit, die zählt, ist das Jetzt, jeder Augenblick, jeder Punkt. Wenn wir jeden Tag so leben, dass wir unsere besten Fähigkeiten verwirklichen und alles mit höchster Integrität tun, dann werden wir auf dieser Reise als Menschen erfolgreich sein."

Marlo Morgan

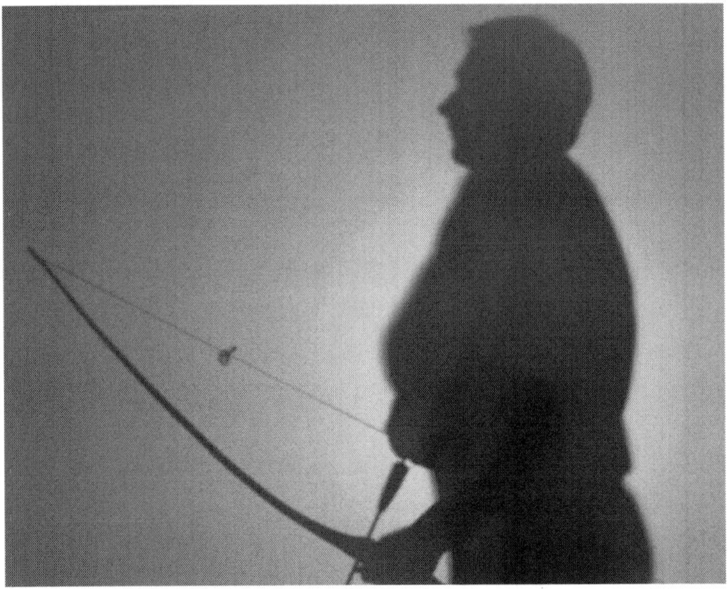

*„Alle Kraft kommt aus der Atmung.
Atmung bedeutet Leben.“ Shaolin Kung Fu*

Schritt 7

Bewusst atmen

Entspannung und Kraft

Schritt 7: Bewusst atmen

Sokrates war ein weiser Mann und guter Lehrer. Eines Tages stand ein junger Mann vor ihm und fragte, was das Geheimnis für Erfolg im Leben ist. Sokrates wollte dem jungen Mann die Frage beantworten und bat ihn deshalb, sich am nächsten Tage an einem nahe gelegenen Fluss einzufinden. Als der Jüngling am nächsten Morgen dort ankam, war Sokrates bereits da und sagte: „Jetzt gehen wir in den Fluss." Als beide bis zum Hals im Wasser standen, packte Sokrates plötzlich den jungen Mann und drückte dessen Kopf unter Wasser. Der arme Kerl wehrte sich verzweifelt. Obwohl der junge Mann am Schlucken und Röcheln war, ließ Sokrates für lange Zeit nicht locker. Als er endlich den Griff öffnete, prustete und hechelte der junge Mann entsetzt. Daraufhin stellte Sokrates ihm folgende Frage: „Was wolltest du gerade am meisten, als du unter Wasser warst?" Der Jüngling antwortete schnell: „Nur eines, Herr, nämlich Luft!" „Siehst du", sagte Sokrates, „das ist das Geheimnis des Erfolges – wenn Du Erfolg so sehr willst, wie du eben unter Wasser Luft wolltest, dann wirst du auch Erfolg haben."

Beim Bogenschießen

Beim Bogenschießen sammeln wir uns vor dem Schuss, um Kraft und Energie zu bündeln. Wir kommen zur Ruhe, unser Atemfluss passt sich ohne Stress und Hektik der Situation an. Unsere Zughand befindet sich unter dem Bauchnabel (genannt Hara), an dieser Stelle wird mit der Einatmung Energie aufgenommen (Bauchatmung).

Wir atmen bewusst und langsam 3 Mal ein und aus – Spannungen und Blockaden lösen sich, wir sind ganz im Jetzt und entspannt für den Moment des Schusses.

Im Alltag

Das Wort Atmen kommt vom altindischen Begriff atman und bedeutet wörtlich: der allem innewohnende Geist. Beim Bogenschießen wie im Leben sind geistige Haltung, körperliche Haltung und Atmung eins. Beim Einatmen wird Energie aufgenommen, bei der Ausatmung befinden wir uns in der Stärke-Phase, in der die Energie fließen kann. Der Rhythmus des Atmens bringt uns in Kontakt mit dem Rhythmus des Lebens. Er entspricht dem Gleichgewicht vom stetigen Geben und Nehmen. In den alten Sprachen wurde für Atmen dasselbe Wort verwendet wie für Seele und Geist.
Normalerweise atmen wir ungefähr 12 bis 18 Mal in der Minute. Die Atmung wird durch unsere Gefühle beeinflusst: Stehen wir unter Stress und Angst, wird sie flach, rasch und oberflächlich. Dadurch steht uns weniger Sauerstoff, unsere wichtigste Energiequelle, zur Verfügung. Der achtsame Umgang mit unserem Atem hilft uns, täglich Energie zu schöpfen und unsere Stimmung zu verbessern. Dies trägt spür- und sichtbar zu unserer Gesundheit und Vitalität bei. Das bewusste Ausatmen ist hierbei der wichtigste Faktor.
Dazu ein klassisches Beispiel: Sie sind in einem wichtigen Gespräch und dies nimmt plötzlich eine unerwartete Wendung. Ihr Gesprächspartner überrascht Sie mit Informationen oder Argumenten, auf welche Sie nicht vorbereitet sind.
Adrenalin schießt in Ihr Blut, Sie atmen schnell und tief ein, aber nicht mehr genügend lange aus.

Sie fangen an zu "hecheln" und nehmen viel zu schnell Sauerstoff auf, den Sie aber nicht wieder ausatmen. Der Puls steigt. Dieser Einatmungsreflex stammt genetisch noch von unseren Vorfahren aus der Steinzeit. Für sie war dieser Adrenalinschub überlebenswichtig, um in Gefahrensituationen schnell die Energie für Angriff oder Flucht bereitzustellen.
Wir atmen den ganzen Tag immer etwas zu viel ein. Durch die vermehrte Einatmung steigt der pH-Wert des Blutes, der Kalziumspiegel sinkt, die Gefäße verengen sich, die Nerven werden übererregbar und Nervosität, Unruhe und Verspannung erschöpfen den Körper und beschleunigen die Alterungsprozesse. Achten Sie deshalb besonders auf Ihre Atmung - vor allem auf bewusstes Ausatmen.

Praktische Anwendung

Bewusstes Atmen ist die Grundlage für Gesundheit, Gelassenheit und Entspannung. Die folgenden Übungen helfen Ihnen vor einem wichtigen Termin oder im Alltag, den für Sie richtigen Atemrhythmus zu finden.

Bewusstes Ausatmen: Die 5-Minuten-Übung
Wie oben beschrieben, atmen wir im Normalfall circa 18 Mal pro Minute. Reduzieren Sie 5 Minuten lang Ihre Atmung auf 4 Atemzüge pro Minute. Setzen Sie sich ruhig und entspannt hin, atmen Sie in den Bauch ein und dann tief und ganz lange aus – nehmen Sie sich 15 Sekunden Zeit für einen Atemzyklus. Nach 5 Minuten sind Sie ruhig und entspannt.

Ausatmen statt Stressreflex

Bei Stress-Situationen zeigen Sie normalerweise den Stressreflex: Klingelt zum Beispiel das Telefon oder läutet es an der Haustüre, dann atmen Sie reflexartig und schnell ein. Trainieren Sie bewusst Ihren Ausatmungs-Reflex:

Immer wenn eine Stress-Situation auftritt, atmen Sie nicht ein, sondern aus. Wenn Sie das einige Wochen lang gemacht haben, atmen Sie automatisch bei Körperalarm aus. Sie können Ihr Training unterstützen, indem Sie sich Erinnerungskarten „Ausatmen!" schreiben und zum Beispiel neben dem Telefon aufstellen. Nach einem ruhigen Ausatmen haben Sie sicherlich mehr Gelassenheit für das Gespräch mit Ihrem Telefonpartner.

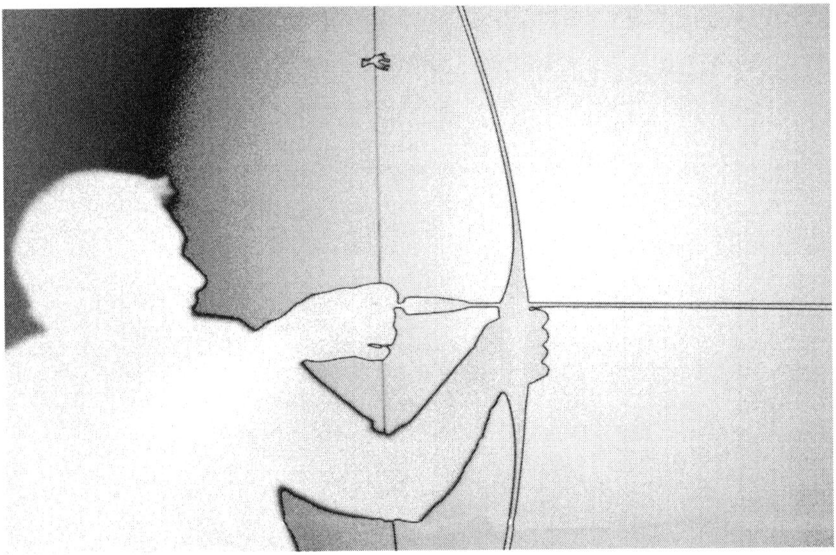

„Wer sein Ziel kennt, findet den Weg."
Laotse

Schritt 8

Sich auf das Ziel orientieren

Visualisierung und intuitiver Weg

Schritt 8: Sich auf das Ziel orientieren

Ein erfahrener Mann wurde gefragt, warum er trotz seiner vielen Beschäftigungen immer so gesammelt wirkt. Er antwortete: "Wenn ich sitze, dann sitze ich. Wenn ich stehe, dann stehe ich. Wenn ich gehe, dann gehe ich. Wenn ich esse, dann esse ich. Wenn ich spreche, dann spreche ich..." Da fielen ihm die Fragesteller ins Wort und sagten. "Das tun wir doch auch. Aber was machst du denn darüber hinaus?" Er sagte wiederum: "Wenn ich sitze, dann sitze ich. Wenn ich stehe, dann stehe ich. Wenn ich gehe, dann gehe ich. Wenn ich esse, dann esse ich. Wenn ich spreche, dann spreche ich..." Sie unterbrachen ihn erneut und sagten: "Das tun wir doch auch!" Er antwortete: "Nein! Wenn ihr sitzt, dann steht ihr schon. Wenn ihr steht, dann geht ihr schon, und wenn ihr lauft, dann glaubt ihr schon am Ziel zu sein".

Beim Bogenschießen

Wir fixieren das Ziel und visualisieren damit den „Zielpunkt unseres Pfeiles.“ Es ist immer wichtig, erst zu schauen und dann zu handeln. Bei dieser Zielorientierung entwickelt sich aus dem Prozess des Schauens das ergebnisorientierte Handeln.
Wir atmen ein und heben den Bogenarm - soweit, bis unsere Intuition / unsere innere Stimme sagt: „Stopp“.

Im Alltag

Das Sprichwort „Der Weg ist das Ziel“ hat seine Berechtigung in dem Sinne, dass ein Schritt nach dem anderen gegangen werden muss, um das Ziel zu erreichen. Trotzdem soll jeder Weg sein Endziel haben. Oft beklagen wir uns über dieses und jenes – wir wissen ziemlich genau, was wir nicht wollen. Auf die Frage „Was willst Du eigentlich?“ haben wir oft keine Antwort. Wir haben kein Ziel und können uns nicht entscheiden (vgl. Schritt 5). Stellen Sie sich vor, Sie gehen in ein Restaurant und sagen dem Kellner, was Sie nicht möchten – das gibt sicher einen spannenden Dialog.
Menschen mit klaren Lebenszielen können wesentlich größere Erfolge verzeichnen als Menschen ohne Ziele. Ziele geben Ihnen Orientierung, einen Handlungsrahmen und helfen Ihnen, die vorhandenen Ressourcen zu bündeln, statt sie für eine Vielzahl von Nebensächlichkeiten zu vergeuden.
Stürzen Sie sich aber nicht sachlich, steif und kopforientiert auf Ihr Ziel, sondern beziehen Sie Ihre auf Erfahrung basierende Intuition, Ihr gesundes - „Bauch-Gefühl“ - mit ein. Stellen Sie Ihrem spannenden Ziel den entspannten Geist zur Seite:
„Der Schütze hat die Bahn des Pfeils fest im Blick, aber sein Herz ruht sich aus und lächelt. Der Geist dessen, der den Schuss auslösen wird, ist nun im Kontakt mit dem ganzen Universum.“
Die Visualisierung des Endbildes Ihres Zieles ist sehr hilfreich – wie bei einem Puzzle fällt die Ausführung leichter, wenn das Ergebnis bereits vorher visualisiert werden kann.
Ein Skirennläufer geht vor seinem Start im Geiste die gesamte Abfahrt wieder und wieder durch - er hat die Strecke bereits erfolgreich gemeistert, bevor er den Start hinter sich hat.

Wichtig ist, dass Ihr Ziel realistisch ist und zu Ihnen passt. Wenn Ihr Verstand und Ihr Herz zu einer Entscheidung „Ja" sagen, ist es an der Zeit, dass Sie dieses mit Zielstrebigkeit, Konsequenz, Beharrlichkeit und mit vollem Einsatz umsetzen. „Tue alles, was Du tust, zu hundert Prozent oder lass es ganz sein."

Praktische Anwendung

Visualisieren Sie Ihre Ziele

Indem Sie Ihre Ziele visualisieren, stellen Sie sich nicht nur irgendetwas in Ihrem Geist vor, sondern Sie kreieren neue und interessante Dinge. Jedes Bild Ihrer Phantasie formt Ihre Träume, Ihre Gedanken und Ihre Handlungen.
Ihre Gedanken erschaffen die Pläne für Ihre Ziele. Erst plant ein Architekt ein Objekt auf dem Papier, dann wird es von den Handwerkern gebaut. Je konkreter und genauer Sie den Plan vor Ihrem geistigen Auge sehen, umso wahrscheinlicher ist seine positive Realisierung. Dies lässt sich auf viele Situationen des täglichen Lebens übertragen.
Es ist leichter, Dinge zu erreichen, die Ihnen vertraut sind, da Sie sie mit Ihrem inneren Auge schon einmal erlebt haben.

Zum Beispiel der Umgang mit Lampenfieber:
Sie sind unsicher und nervös, weil Sie eine Rede vor einem großen Publikum halten sollen.
Malen Sie sich diese Situation schon im Vorfeld in allen Einzelheiten so lebensecht wie möglich aus. Setzen Sie sich hin, atmen Sie einige Mal tief durch und entspannen Sie sich. Schließen Sie die Augen und stellen Sie sich den mit Zuschauern gefüllten Raum vor.

Sehen Sie in Ihrer Phantasie, wie Sie ruhig, sicher und selbstbewusst vor Ihr Publikum treten, sehen Sie sich die aufmerksamen Zuhörer an.
Sie hören sich sprechen, erzählen den Zuhörern Stück für Stück Ihr vorbereitetes Thema und bringen Ihre Rede souverän zu Ende. Sehen Sie, wie die Menge am Schluss minutenlang klatscht und die Zuhörer zu Ihnen kommen und Ihnen gratulieren. Das Wichtige dabei ist, dass Sie alle Ihre positiven Kräfte konzentrieren und sich Ihr Ziel so vorstellen, als hätten Sie es bereits erreicht - ohne irgendeinen Zweifel.
Spielen Sie die Situation mehrfach gedanklich durch, am besten abends vor dem Einschlafen oder gleich morgens und vergessen Sie dabei nie:
„Die einzigen Grenzen im Leben sind nur die, die Sie selbst akzeptieren“ (siehe Schritt 1).

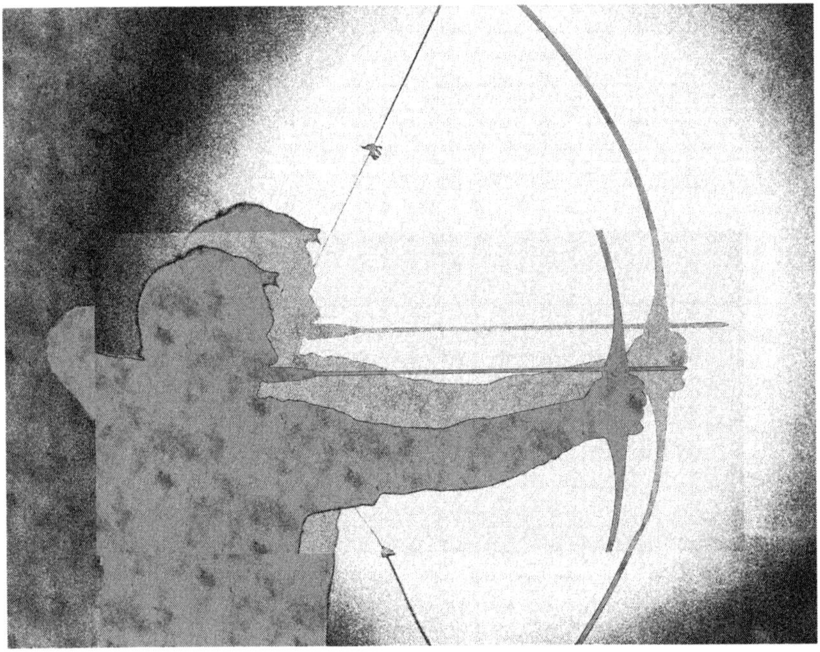

„Tu das, was du tust, mit Feuer und Hingabe.“
Ron Smothermon

Schritt 9

Spannung aufbauen

Energie und Feuer

Schritt 9: Spannung aufbauen

Ein altes Märchen erzählt von den Göttern, die zu entscheiden hatten, wo sie die größte Kraft des Universums verstecken sollten, damit sie der Mensch nicht finden solle, jedenfalls so lange nicht, bevor er dazu reif sein würde, um diese Kraft verantwortungsvoll zu gebrauchen.
Ein Gott schlug vor, sie auf der Spitze des höchsten Berges zu verstecken. Aber sehr bald erkannten die Götter, dass der Mensch den höchsten Berg sehr wohl irgendwann ersteigen könnte, und somit die größte Kraft des Universums finden würde, bevor er reif dazu sei.
Ein anderer sagte: „Lasst uns diese Kraft auf dem tiefsten Grund des Meeres verstecken.“ Aber wieder erkannten sie, dass der Mensch auch diese Region eines Tages würde erforschen können, und demnach die größte Kraft im Universum zu früh finden würde.
Schließlich sagte der weiseste Gott: „Ich weiß, was zu tun ist. Lasst uns die größte Kraft des Universums dort verstecken, wo der Mensch niemals danach suchen wird, bevor er reif genug ist.“ Und so versteckten die Götter die größte Kraft des Universums im Menschen selbst. Dort ist sie noch immer und wartet darauf, dass wir sie entdecken und weisen Gebrauch davon machen.

Beim Bogenschießen

Mit der Zughand spannen wir die Sehne des Bogens und beginnen auszuatmen. Die Zughand zieht die Sehne bis zum

Ankerpunkt – beim traditionellen Bogenschießen berührt der Mittelfinger den Mundwinkel.
Nur mit hundertprozentigem Einsatz schaffen wir mit Mut, Energie und Feuer eine große, offene Spannweite.

Im Alltag

Wie beim Spannen der Bogensehne brauchen wir auch im Alltag zur Ausführung bestimmter Aufgaben und Tätigkeiten Tatkraft und Energie.
Neben der bereits beschriebenen geistigen Energie liefern uns Bewegung und richtige Ernährung die dafür nötige körperliche Grundenergie.

Praktische Anwendung

BURN IN - Faktor Bewegung

„Bewegung ist Leben."

Für mehrere tausend Jahre war der Mensch auf seine körperliche Fitness und Ausdauerfähigkeit angewiesen um zu überleben. Unsere Gene und damit der Stoffwechsel und alle Vorgänge in unserem Körper sind nach wie vor auf hohe körperliche Leistung eingestellt. Seit dem letzten Jahrhundert nimmt sitzende Tätigkeit immer mehr zu - wir befinden uns mit den Genen der Steinzeit im Chipzeitalter. Während die körperliche Belastung immer weiter zurückgeht, nimmt die psychische Belastung immer mehr zu. Kurzen Stressphasen folgte in der Steinzeit eine körperliche Anstrengung durch Angriff oder Flucht. Dadurch konnten massiv ausgeschüttete, überlebens-

notwendige Stresshormone wie Adrenalin und Cortisol sofort wieder abgebaut werden.Heute lassen Sie bei Ärger und Belastung die Stresshormone innerlich kochen, aber Sie bleiben an Ihrem Schreibtisch sitzen. Sie können weder die Flucht ergreifen, noch Ihr Gegenüber angreifen, beides ist heute nicht passend. Häufen sich solche Stresssituationen, kommt es zu einer langfristigen Störung des Hormonhaushaltes. Mit Sport und Bewegung bauen Sie die angesammelten Stresshormone ab, Körper und Psyche kommen wieder in Balance. Mit regelmäßiger Bewegung bringen Sie Ihren Körper auf ein höheres Energielevel.
Überlisten Sie Ihren „Inneren Schweinehund", gestalten Sie Ihre Freizeit aktiv, statt vor dem Fernseher oder dem Computer zu sitzen. Bewegen Sie sich moderat, aber regelmäßig. Trainieren Sie eher länger, als zu intensiv.

Schon bald spüren Sie die positiven Veränderungen:

- Sie sind gelassener, da Ihr Stresshormon-Pegel sinkt.
- Sie verbessern Ihre Figur durch höhere Fettverbrennung und vermehrten Muskelaufbau.
- Sie sind gut gelaunt, weil Ihr Körper Endorphine freisetzt, die Glücksgefühle erzeugen.
- Sie fühlen sich gesünder, denn Bewegung fördert die Entgiftungsprozesse, die Ihren Körper entlasten.
- Sie fühlen sich leistungsfähiger, wenn Sie zum Ausgleich Erholungsphasen mit Bewegung einhalten.
- Sie nehmen die Schönheit der Natur besser wahr durch Achtsamkeit für das Hier und Jetzt. Sie befreien sich von den Zwängen des Energiefressers "Multitasking".

Nehmen Sie sich täglich 15 – 30 Minuten Auszeit, bei Gelegenheit auch mehr, um einen schönen Spaziergang oder eine Radtour in der wundervollen Natur zu machen. Egal welche Bewegungsform Sie wählen, ob Joggen, Walken, Fußballspielen oder Krafttraining, wichtig ist, dass Sie Freude an der Bewegung haben und diese in lockerer Atmosphäre umsetzen. Übernehmen Sie die Verantwortung für Ihr Tun, bestimmen Sie selbst Ihr Handeln.

BURN IN durch meditatives Gehen

Meditatives Gehen ist eine Möglichkeit, inneres Gleichgewicht zwischen Spannung und Entspannung zu finden. Es unterscheidet sich äußerlich kaum vom gewohnten Gehen - das innere Erleben macht den Unterschied. Die Bewegungen sind flüssiger und weicher, der Körper ist entspannter und die Aufmerksamkeit ist auf die Füße und Fußsohlen gerichtet. Mit dieser aktiven Meditationsform verbessern Sie Ihre Lebensqualität durch mehr Achtsamkeit und intensives Spüren. Sie erlangen inneres Gleichgewicht, äußere Klarheit und die Harmonisierung von Körper und Seele. Sie schöpfen neue Energie für den Alltag.

Übung macht den Meister. Nur das, was wir regelmäßig anwenden, kann auf die Dauer auch wirken. Üben Sie das meditative Gehen bei jeder Möglichkeit. Lassen Sie, wenn möglich, Ihr Auto stehen, erledigen Sie das Meiste meditativ zu Fuß. Weitere Informationen finden Sie unter: www.meditatives-gehen.de

BURN IN-Faktor Ernährung

„Du bist, was Du isst."

Entfachen Sie Ihr inneres Feuer durch gesunde Ernährung! Jede unserer 70 Billionen Zellen, ob Nerven-, Muskel- oder Immunzelle benötigt ihre spezielle Nahrung und Energie, um optimal zu funktionieren. Damit unsere Zellkraftwerke, die Mitochondrien, Energie in Form von ATP (Adenosintriphosphat) produzieren können, müssen kontinuierlich alle nötigen Makro- und Mikronährstoffe über einen gesunden Darm und intakten Stoffwechsel geliefert werden.

Besonders unsere Nervenzellen benötigen sehr viel Energie, sie besitzen circa 5000 Mitochondrien pro Zelle. Der heute so weit verbreitete Erschöpfungszustand ist meist nicht nur ein psychisches Problem, sondern ein mit moderner Labordiagnostik messbares Energiedefizit unserer Zellen. Es mangelt sowohl an Mitochondrien, als auch an ATP in den Zellen. Wir schenken unserem Körper nicht die nötige Achtsamkeit, horchen nicht in uns, welche Nahrung uns gut tut und beachten Nahrungsmittelunverträglichkeiten nicht. Wir essen in Hektik und Alkohol, Koffein, Schokolade, fettreiche, salzige und übermäßig süße Lebensmittel stehen ganz oben in unserer Gunst.
Die optimale BURN IN Ernährung ist nicht kompliziert und einfach zu praktizieren. Beachten Sie dabei folgende Grundregeln:

- Essen Sie 3x täglich langsam, kauen Sie gut und lassen Sie sich dabei nicht ablenken.
- Achten Sie auf einen abwechslungsreichen Speiseplan mit leicht verdaulicher Kost.
- Vermeiden Sie durch bewusstes Essen Übergewicht, hungern Sie aber nie – der Hungerzustand ist Stress für unsere Zellen!
- Trinken Sie ausreichend – idealerweise Wasser, Früchtetee oder stark verdünnte Fruchtschorle, mindestens 2 Liter, an heissen Tagen und bei körperlicher Anstrengung auch mehr.
- Essen Sie nicht zu viele Kohlenhydrate (also Süßigkeiten, Kuchen, Brot, Nudeln, Reis und Kartoffeln), bevorzugen Sie Vollkornprodukte.
- Konsumieren Sie nicht zu viele Fette, aber dennoch genug Lebensmittel mit essentiellen Fettsäuren, die der Körper nicht selbst produzieren kann, wie die Omega-3-Fettsäuren, z.B. Olivenöl, Fisch, Nüsse. Diese wirken auch entzündungshemmend.
- Essen Sie sowohl pflanzliches als auch tierisches Eiweiß z.B. Kartoffeln und Ei.
- Essen Sie Salate, Gemüse und Obst immer im Überfluss. So stärken Sie Ihr Immunsystem und führen Ihren Zellen die wertvollen Mikronährstoffe zu, die alle Ihre Stoffwechselvorgänge unterstützen.

Wenn Sie unter starker körperlicher oder psychischer Belastung stehen, viel Sport treiben oder im Moment nicht die Möglichkeit haben, sich ausgewogen zu ernähren, ist es sinnvoll, Nahrungsergänzungsmittel einzunehmen. Lassen Sie sich von Fachleuten beraten, welche Dosierungen Sie benötigen.

Wichtige BURN IN – Mikronährstoffe

Mineralstoffe: *Magnesium, Zink* und *Selen.*

Vitamine: *B-Vitamine, Folsäure, Vitamine C, D und E.*

Unser besonderer Tipp:

Alpha-Liponsäure,
ein vitaminähnlicher Stoff mit sehr starken antioxidativen Eigenschaften, der sowohl wasserlöslich, als auch fettlöslich ist und dadurch die Membranen der Mitochondrien bestens schützt. Die Entgiftungssysteme, vor allem für Schwermetalle, werden verbessert.

L-Carnitin,
verbessert die Energieversorgung, die körperliche Leistungsfähigkeit und unterstützt unser Immunsystem.

Coenzym_Q10,
spielt eine äußerst wichtige Rolle in der Energieproduktion als Elektronentransporter. Nur eine ausreichende Menge vorhandenes Q10 gewährleistet eine gute Energieversorgung der Zellen.

„Tun Sie das, was Sie tun, mit Feuer und Hingabe.
Leisten Sie Ihren Beitrag. Seien Sie zufrieden.“

Ron Smothermon

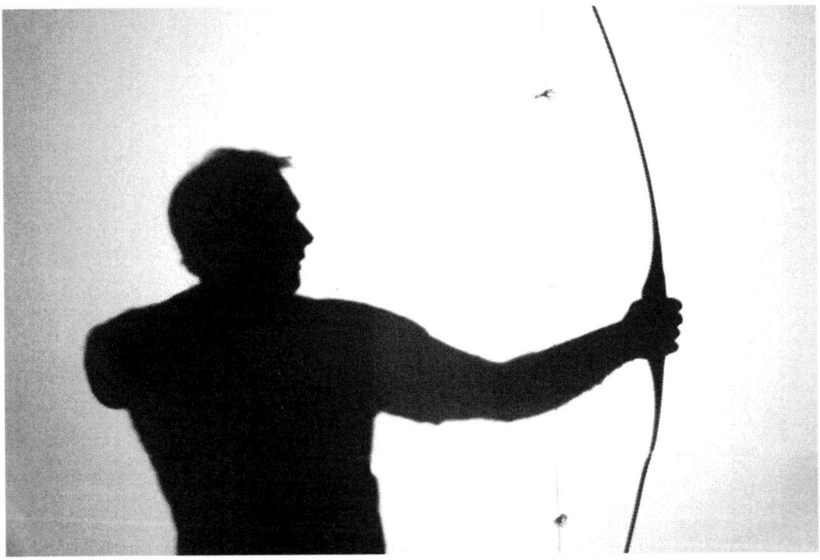

„Loslassen bedeutet Vertrauen in das Leben."
Rene Egli

Schritt 10

Loslassen

Abgeben und Vertrauen

Schritt 10: Loslassen

Seit Generationen nützen Affenfänger einen einfachen, aber offensichtlich narrensicheren Trick. Sie nehmen eine ausgehöhlte Kokosnuss und bohren ein Loch in die Mitte. Dann legen sie eine sperrige Süßigkeit in die Nuss, befestigen die Kokosnuss auf der Erde und warten darauf, dass ein Affe vorbeikommt. Taucht ein Affe auf, greift er in die Kokosnuss und packt die Süßigkeit. Doch sobald er versucht, seine Hand mit der Süßigkeit herauszuziehen, muss er feststellen, dass das Loch nicht groß genug für die geschlossene Hand ist. Der Affe ist gefangen. Natürlich müsste der Affe nur die Süßigkeit loslassen, um sich zu befreien. Aber er weigert sich, das aufzugeben, wonach ihn gelüstet. Statt davonzulaufen, sitzt er stundenlang wütend da und hämmert auf die Nuss ein. Er versucht alles, nur eines nicht: loslassen.

Beim Bogenschießen

Unsere Zughand bleibt an der Wange, wir ziehen sie zur Lösung des Schusses nach hinten. Hierbei sind der richtige Moment und die Intuition von großer Bedeutung: Wir fällen nicht selbst eine gedankliche Entscheidung, sondern warten, bis „es" von selbst schießt. Der Vorgang geschieht ganz ohne unser Zutun, so wie Schnee, der auf einem Blatt liegt, plötzlich von selbst abrutscht.

Im Alltag

Das Thema Loslassen und die damit verbundenen Gefühle spielen in unserem Alltag eine große Rolle. Es fällt uns oft sehr schwer, bestimmte Dinge oder Gefühle loszulassen, meist aus Angst, etwas zu verlieren oder Nachteile zu riskieren. Bei Veränderungen können wir jedoch nicht zu anderen Ufern vordringen ohne den Mut, das alte und gewohnte Ufer zu verlassen.
Mit den folgenden Übungen - welche parallel auch zur Entspannung dienen - haben Sie die Gelegenheit, das „Loslassen“ zu erspüren und spielerisch praktisches Loslassen umzusetzen. Diese Erfahrungen können Sie dann auch auf für Sie wichtige, größere Themen übertragen.

Praktische Anwendung

Progressive Muskelentspannung nach Jacobson
Diese schon seit langem gut erprobte Entspannungsmethode ist sehr wirksam und leicht erlernbar. Das Prinzip ist einfach: Verschiedene Muskelpartien werden angespannt und nach kurzer Zeit wieder entspannt („loslassen“). Durch die starke Anspannung nehmen Sie die anschließende Entspannung wesentlich intensiver wahr. Beherrschen Sie diese Methode, so können Sie diese unter den verschiedensten Bedingungen einsetzen: Bequem zu Hause im Sessel, abends vor dem Einschlafen, im Büro, im Zug, im Flugzeug oder während einer Rast bei einer langen Autofahrt. Die Methode hilft Ihnen auch in stressigen Situationen, bei schwierigen Besprechungen, oder vor einer Prüfung. Am besten lernen Sie diese Entspannungsform im Rahmen eines Einführungskurses oder im

Selbststudium mit Buch oder CD. Kurse werden regelmäßig von den Volkshochschulen und den verschiedensten Krankenkassen angeboten.

Loslassen spüren, loslassen können

Heute ist vor allem die Arbeit an Bildschirmen und I-phones eine extrem anstrengende Belastung für unsere Augen und Ursache für Verspannungen des ganzen Körpers. Büromenschen sitzen in ihrem Berufsleben durchschnittlich 80.000 Stunden, davon inzwischen die meiste Zeit vor dem PC mit starrem Blick auf ihren Bildschirm. Dies belastet Skelett und Muskulatur und ist besonders für die Augen Schwerstarbeit. Die ständige Arbeit am Bildschirm entspricht nicht dem natürlichen Sehen des Auges. Wir schauen konzentriert auf eine beleuchtete Fläche, in der Natur dagegen schweift unser Blick hin und her, vor und zurück. Auch zu Hause und unterwegs blicken wir auf Bildschirme: Fernseher, Smartphones, Handys und Tablets. Als Folge des ständigen Starrens entstehen Kopfschmerzen, brennende Augen und Lidflattern. Zur Vorbeugung empfehlen wir Ihnen folgende kurze Entspannungs- und Erholungsübung für Ihre Augen. Führen Sie diese möglichst oft am Tage durch.

Augenentspannung („Palmieren").

Diese Übung ist die wichtigste Grundübung zur Entspannung von Augen und Gehirn. Führen Sie diese nach jedem anstrengenden Sehvorgang, sei es am Bildschirm oder beim intensiven Lesen eines Textes durch. Achten Sie dabei auf eine ruhige, rhythmische Atmung. Sie können diese Augenentspannung im Stehen oder im Sitzen machen:

- Reiben Sie Ihre Hände aneinander bis sie warm sind.
- Bedecken Sie mit leicht gewölbten Handinnenflächen die geschlossenen Augen ohne die Augäpfel zu berühren.
- Ihre Finger ruhen übereinander auf der Stirn.
- Ihre Gesichtsmuskeln sind entspannt und Ihre Nase atmet frei.
- Sie atmen ruhig und entspannt ein und aus, lassen die aufkommenden Gedanken kommen und gehen.
- Öffnen Sie die Augen und blinzeln Sie kräftig, so wie ein Schmetterling mit den Flügeln flattert.
- Gähnen Sie, räkeln Sie sich und blicken Sie weit in die Ferne.

Neben den Entspannungstechniken, dem körperlichen Loslassen, ist das gezielte Loslassen von unnötigen materiellen Dingen oder überholten Gewohnheiten wichtig.

Entrümpeln

Sie haben in Ihrem beruflichen oder privaten Umfeld sicher Orte oder Bereiche, die Sie schon lange aufräumen wollten, zum Beispiel den Schreibtisch, den Keller, den Dachboden oder die Aktentasche. Trennen Sie sich beim Aufräumen gezielt von Dingen und Gegenständen, die Sie nicht mehr benötigen. Auch wenn Ihnen dies am Anfang sehr schwer fallen sollte, werden Sie im Nachhinein die Erleichterung und Entlastung spüren, das „Loslassen" befreit Sie von überflüssigem Ballast.

Die „Affen"-Übung

Erinnern Sie sich noch an die Affengeschichte? Wo liegen Ihre persönlichen Kokosnuss-Affenfallen? Stellen Sie sich die Frage: „Woran halte ich fest - woran hafte ich fest?" Das können Menschen, Tätigkeiten, Aufgaben, Angewohnheiten oder auch persönliche Glaubenssätze aus der Vergangenheit oder der Gegenwart sein, die nicht hilfreich sind. Diese rauben Ihnen oft Energie.

Erstellen Sie eine Liste mit 10 Dingen, die Sie festhalten. Wählen Sie bitte die wichtigsten drei aus, die nach Ihrem Empfinden am unangenehmsten sind.

Nehmen Sie sich das unangenehmste Thema vor und befassen Sie sich intensiv damit:

- welchem Zweck dient dieses Thema?
- was würde passieren, wenn ich es loslassen würde?

Das intensive Hinterfragen macht Ihnen die Thematik bewusst und gibt Ihnen die nötigen Impulse, das Thema leichter los zu lassen, wenn es für Sie nicht mehr wichtig ist.

„Leere Dein Boot, Suchender,
und Du wirst geschwinder reisen“

Buddha Dharmapada

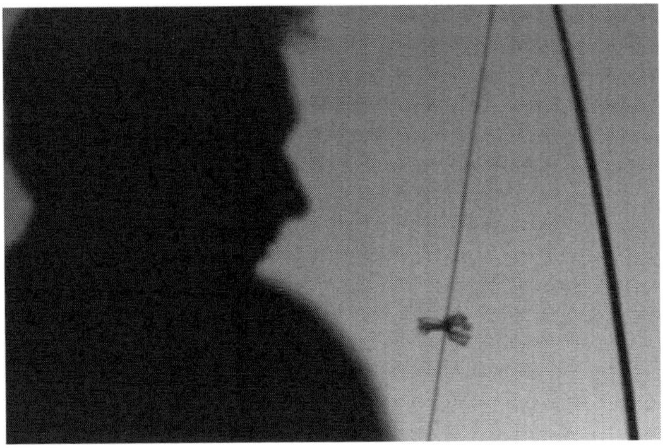

„Der beste Aussichtsturm des Lebens ist die Gelassenheit.“
Ernst Ferstl

Schritt 11

Gelassenheit gewinnen

Gleichmut zwischen Erfolg und Misserfolg

Schritt 11: Gelassenheit gewinnen

Ein König befragte einmal die Weisen an seinem Hof und sagte zu ihnen: „Ich lasse mir einen wunderschönen Ring machen. Ich habe die besten Diamanten, die man bekommen kann. Ich möchte in dem Ring eine verborgene Botschaft haben, die mir in Zeiten völliger Verzweiflung helfen kann. Sie muss kurz sein, damit sie im Ring verborgen werden kann." All die Weisen, die großen Gelehrten hätten lange Abhandlungen darüber schreiben können. Aber ihm eine Botschaft zu geben, die nur ein paar Worte enthielt und ihm in Zeiten größter Verzweiflung helfen würde – Sie dachten nach, sie schauten in ihre Bücher, aber sie konnten nichts finden.

Der König hatte einen alten Diener, der ihm fast wie ein Vater war. Er war schon der Diener seines Vaters gewesen. Der alte Mann sagte: „Ich bin kein Weiser, bin nicht gebildet, aber ich kenne die Botschaft. Es gibt nur eine Botschaft. Diese Männer können sie dir nicht geben. Während meines langen Lebens im Palast bin ich allen möglichen Menschen begegnet, darunter auch einem Mystiker. Er war bei deinem Vater zu Gast und ich wurde ihm als Diener zugeteilt. Als er abreiste, gab er mir als Geste des Danks diese Botschaft…". Er schrieb sie auf einen kleinen Zettel, faltete ihn und sagte zum König: „Lies sie jetzt nicht. Halte sie in deinem Ring verborgen und öffne sie erst, wenn alles gescheitert ist, wenn es keinen Ausweg mehr gibt."

Diese Zeit sollte bald kommen. Das Land wurde überfallen und der König verlor sein Reich. Er musste auf seinem Pferd fliehen, um sein Leben zu retten, und die feindlichen Reiter verfolgten ihn. Er war allein, sie waren in der Überzahl. Er kam

an einen Ort, wo er anhalten musste, weil der Weg zu Ende war – er stand an einer Klippe über einem tiefen Abgrund. Dort hinunterzufallen wäre das Ende gewesen. Er konnte nicht zurück, weil dort die Feinde waren, und er hörte bereits die Hufe ihrer Pferde. Er konnte nicht vorwärts gehen – und es gab keinen anderen Weg.
Plötzlich erinnerte er sich an den Ring. Er öffnete ihn, nahm den Zettel heraus, und darauf stand eine kurze Botschaft von ungeheurer Bedeutung: „Auch das wird vorübergehen." Während er den Satz las, wurde er ganz still. „Auch das wird vorübergehen." Und es ging vorüber. Alles geht vorbei. Nichts ist beständig in dieser Welt. Die Feinde, die ihn verfolgten, hatten sich wohl verlaufen und einen ´falschen´ Weg eingeschlagen. Nach einer Weile konnte er die Hufe nicht mehr hören.
Der König verspürte große Dankbarkeit gegenüber seinem Diener und jenem unbekannten Mystiker. Diese Worte hatten wie ein Wunder gewirkt. Er faltete den Zettel wieder zusammen, steckte ihn zurück in den Ring. Er sammelte seine Truppen wieder um sich und eroberte sein Reich zurück. Der Tag, an dem er siegreich wieder in seine Hauptstadt einzog, wurde in der ganzen Stadt großartig gefeiert, mit Musik und Tanz. Er war sehr stolz auf sich selbst.
Der alte Mann ging neben seinem Wagen her. Er sagte: „Auch jetzt ist wieder der richtige Moment. Schau die Botschaft noch einmal an." „Was meinst du damit?" sagte der König. „Jetzt bin ich siegreich. Das Volk feiert mich. Ich bin nicht verzweifelt, ich bin in keiner ausweglosen Situation."
„Hör mir zu", sagte der alte Mann, „Das hat mir der Heilige damals gesagt: Diese Botschaft ist nicht nur für Zeiten der Verzweiflung – sie ist auch für Zeiten der Freude. Sie gilt nicht nur, wenn du der Verlierer bist. Sie gilt auch, wenn du Sieger

bist; nicht nur wenn du der Letzte bist, sondern auch, wenn Du der Erste bist." Der König öffnete den Ring und las die Botschaft: „Auch das wird vorübergehen." Und plötzlich überkam ihn derselbe Frieden, dieselbe Stille – mitten in der Menge, die jubelte, feierte und tanzte. Sein Stolz, sein Ego waren verflogen. Alles geht vorüber.

Beim Bogenschießen

Beim Ausatmen hat unser Pfeil den Bogen energievoll verlassen - er wird sein Ziel treffen oder nicht. Akzeptieren Sie „gute" und „schlechte" Schüsse - auch Fehler sind Teil des Ganzen. Lassen Sie hierbei mit Gleichmut das „Hin und Her" zu, denn es wird immer Erfolge und Misserfolge geben. Beachten Sie dabei das Prinzip der Gelassenheit und des Nicht-Urteilens.

Im Alltag

„Ich sehe, was ich sehen will"

Unsere Welt besteht vorwiegend aus Positivem und weniger aus Negativem – doch auf was konzentrieren wir unsere täglich 50.000 bis 70.000 Gedanken?
Unsere Wahrnehmung ist wie ein Filter, der von unseren persönlichen Erfahrungen, Bewertungen, Werten, Glaubenssätzen, Einstellungen, Wünschen und Ängsten beeinflusst wird. Wir sehen hauptsächlich, was wir bereits kennen: ein Förster sieht im Wald Forst- und Waldschäden, ein Jäger sieht dort Jagdwild und Tierspuren, ein Schreiner Bretter und Bauholz.

In einem Seminar wurde den Teilnehmern eine Tafel gezeigt, auf der sich zehn Rechnungen befanden (zum Beispiel 2 + 5 = 7, 13 – 3 = 10 etc.). Neun der zehn Rechenoperationen waren richtig, eine war falsch. Auf die Frage, was auffällt, antworteten alle Teilnehmer: „Eine Rechnung ist falsch“. Wir sehen die eine falsche Rechnung, aber nicht die neun richtigen. Unser Gehirn ist ein Fehlerscanner, Positives müssen wir uns selbst bewusst machen! Damit uns unsere Gedanken nicht im Griff haben, sondern wir unsere Gedanken, sind zwei Ansätze hilfreich.

Praktische Anwendung

BURN IN durch Optimismus

„Du bist ein Optimist, wenn du mehr Träume in dir trägst, als die Realität zerstören kann.“ (Erhard Freitag)

Optimisten gehen wesentlich besser mit Misserfolgen um - sie akzeptieren Fehlschläge, grübeln weniger darüber nach und bewerten diese nicht stärker als ihre Erfolge. Nützen Sie die persönliche Schutzfunktion des Optimismus: Schöpfen Sie aus Ihren Erfolgen Energie und betrachten Sie Misserfolge als Möglichkeit der persönlichen Weiterentwicklung.
Pessimisten handeln genau umgekehrt. Hand aufs Herz: Neigen Sie auch dazu, die Dinge oft argwöhnischer und negativer zu beurteilen, als diese objektiv eigentlich sind? Es lohnt sich Optimist zu sein! Nach einer Studie der Miami University Ohio leben Optimisten im Schnitt 7,5 Jahre länger als pessimistisch eingestellte Menschen.

Negative Gedanken können Sie krank machen. Bereichern Sie Ihr Unterbewusstsein mit angenehmen und positiven Bildern, so entwickeln Sie mehr Resilienz (Widerstandsfähigkeit gegen äußere Störungen).
Berücksichtigen Sie immer das Prinzip der „sich selbsterfüllenden Prophezeihung". Alles womit Sie sich in Gedanken permanent beschäftigen, was Sie vorhersehen oder erwarten, neigt dazu, Wirklichkeit zu werden. Sehen Sie das Glas nicht immer halb leer, sondern halbvoll. Die Realität bleibt die gleiche, aber Sie haben ein positives Bild in Ihrem Unterbewußtsein gespeichert. Die dort vorhandenen Bilder, ob positiv oder negativ, bestimmen unsere Psyche und unseren Gefühlszustand.
Optimismus können Sie üben, die Vorteile einer positiven Lebenseinstellung sind enorm. Gedanken schaffen Fakten!
Verlassen Sie Ihre altgewohnten Glaubenssätze, ersetzen Sie Ihre pessimistische Sichtweise durch eine eher realistische. Sie werden sich weniger ängstlich und hilflos fühlen, Ihre unguten Gefühle können Sie nicht mehr lähmen.

BURN IN Optimismusstrategien

- *Schützen Sie sich vor zu viel negativen Nachrichten.* Fernseher, Computer, Radio und Zeitung überschütten uns permanent mit negativen Nachrichten - Kriege, Katastrophen, Morde, Pleiten und Betrug. Einmal täglich Nachrichten hören oder sehen ist vollkommen genug. Filtern Sie bewusst die positiven Informationen zum Abspeichern in Ihr Unterbewusstsein.

- *Sehen Sie sehr bewusst fern.*
  Der größte Teil unserer Fernsehsendungen ist Müll!

  Im Durchschnitt lassen wir uns 3,5 Stunden täglich von diesem Müll überschütten. Was für eine Zeitverschwendung! Welch ein Desaster für unser Unterbewusstsein und damit für unsere Psyche!

- *Meiden Sie pessimistische Mitmenschen.*
  Pessimisten rauben Ihre Energie, optimistische Freunde geben Ihnen Kraft! Sehen Sie Ihre Mitmenschen positiv, aber erwarten Sie nicht zu viel von Anderen. Alle Menschen dürfen Fehler machen. Gehen Sie unvoreingenommen und wohlwollend auf andere Menschen zu, umso freundlicher wird die Antwort sein.

- *Gehen Sie sorgfältig mit Ihrer Sprache um.*
  Wir kommunizieren größtenteils mit unserer Sprache. Sprechen Sie positiv, damit beeinflussen Sie auch Ihre Gesprächspartner positiv. Sie schimpfen über das schlechte Wetter: kein Wunder, dass Ihr Gesprächspartner über die ganze ach so schlechte Welt schimpft.

- *Leben Sie in der Gegenwart.*
  Bleiben Sie trotz der tausend Ablenkungen und dem permanenten Gefühl, Zeit zu verlieren, im Hier und Jetzt. Erledigen Sie mit Achtsamkeit Ihre aktuelle Aufgabe. Sie können nicht alles gleichzeitig erledigen. Gönnen Sie sich kurze Pausen, die Sie bewusst genießen.

- *Meditieren Sie.*
  Meditation ist ein perfekter Weg zu Entspannung und Selbstfindung. Alle Meditationsmethoden, ob Yoga, Tai Chi oder autogenes Training arbeiten mit positiven Bildern. Nehmen Sie sich die Zeit und erlernen Sie eine zu Ihnen passende Meditations-Technik unter professioneller Anleitung.
- *Stärken Sie das Vertrauen in Ihre eigenen Fähigkeiten durch Mentaltraining*
  Ihr Gehirn unterscheidet nicht zwischen wirklich erlebt oder nur gedacht. Positive Gedankenbilder wirken sich positiv auf Ihre Handlungen aus. Die Einstellung zu Ihren Fähigkeiten entscheidet darüber, was Sie sich zutrauen und was Sie im Leben erreichen. Spielen Sie schwierige Aufgaben vorher erfolgreich im Geist durch. Mit optimalen, aber realistischen Zielvorstellungen bestimmen Sie selbst Ihr Handeln und erreichen die besten Ergebnisse.

BURN IN durch Lachen

Haben Sie heute schon gelacht? Wenn nicht, dann sollten Sie dies sofort nachholen, denn Lachen ist wie eine Medizin ohne Nebenwirkungen, rezeptfrei und mit fantastischen Wirkungen auf unseren Körper, Psyche und Geist. Lachen stimuliert unser Immunsystem, aktiviert Muskeln und Stoffwechsel, lindert Schmerzen, fördert Entspannung und Kreativität - und das alles kostenlos. Leider lachen wir immer weniger, Kinder noch vierhundert Mal pro Tag, Erwachsene heute durchschnittlich nur noch fünfzehn Mal. In den 50-er Jahren wurde noch doppelt so viel gelacht.

Unserem Körper und unserer Seele fehlt das erfrischende Lachen. Auch unsere Gesellschaft gibt auf vieles keine sympathisch lächelnde Antwort mehr. Warum ist Lachen so gesund? Lachen regt die Atmung an und beschleunigt den Austausch von verbrauchter und sauerstoffangereicherter Luft und die Durchblutung wird angeregt. Herzhaftes Lachen kräftigt das Herz-Kreislauf-System, langfristig sinkt der Blutdruck anhaltend. Zwanzig Sekunden Lachen entsprechen etwa drei Minuten schnellem Rudern, eine Minute kräftiges Lachen ersetzt eine halbe Stunde Entspannungsübungen. Beim Lachen schüttet der Körper Endorphine (Glückshormone) aus und setzt weitere stimmungsaufhellende Hormone wie Serotonin und Dopamin frei.

Beim Lachen produzieren Sie, ebenso wie beim Gähnen und beim Orgasmus, das interessante Hormon Oxytocin. Dieses versetzt den Körper in ein ausgeglichenes Wohlgefühl, weshalb es auch als „Kuschelhormon" bezeichnet wird. Lachen ist die älteste Medizin der Menschheit und gilt als alternative Heil- und Entspannungsmethode. Der indische Arzt Dr. Madan Kataria hat die Methode der Lachtherapie auf der Grundlage des traditionellen Yogawissens entwickelt. Regelmäßiges Lachtraining (Lachen in der Gruppe ohne Grund) baut Stress ab und erhöht das körperlich-geistige Wohlbefinden.

Der Schweizer Komiker Emil Steinberger sagt:
“Lachen ist gesund. Wer bringt das nur der kranken Welt bei?“
Charlie Chaplin drückte es so aus:
„Ein Tag ohne Lachen ist ein verlorener Tag“.

Pflegen und schulen Sie Ihren Humor, sammeln Sie lustige Bücher, CDs oder DVDs, lachen Sie gemeinsam mit Gleichgesinnten.
Da Lachen ohne Grund die gleiche heilsame Wirkung hat wie das Lachen über eine gelungene Pointe, können Sie sich einem der vielen deutschen Lachclubs anschließen (www.lachclub.de).

„Gelassen ist, wer sein kleines Ich gelassen hat."

Karlfried Graf von Dürckheim

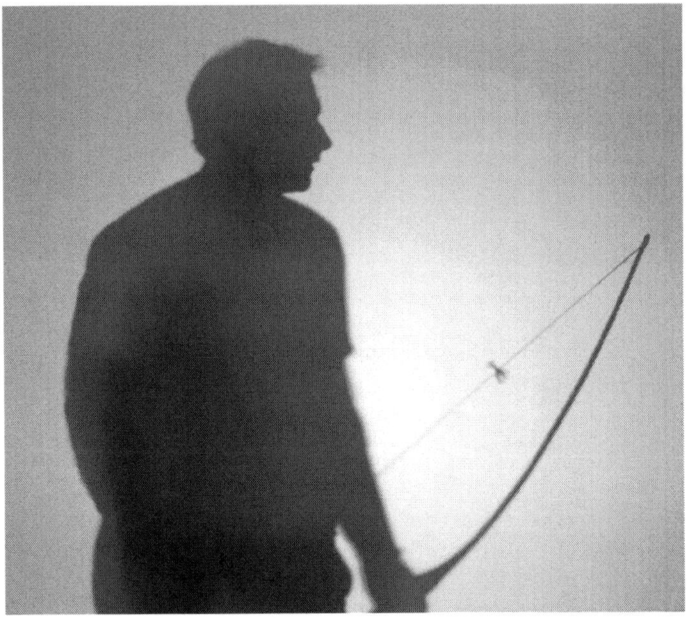

„Lernen ist wie Rudern gegen den Strom. Sobald man aufhört, treibt man zurück.“ Benjamin Britten

Schritt 12

Sich reflektieren

Üben und Wachsen

Schritt 12: Sich reflektieren

Ein Philosophie-Professor brachte in seine Vorlesung einige Requisiten mit. Zu Beginn der Stunde nahm er wortlos ein großes, leeres Glas und füllte es mit zwei Golfbällen. Er fragte seine Studenten, ob das Glas voll sei. Die meisten bejahten. Darauf holte er eine Schachtel mit kleinen Kieselsteinen hervor. Er leerte die Schachtel in das Glas und schüttelte es leicht. Die Kiesel verteilten sich in den Raum zwischen den Golfbällen. Wieder fragte er seine Studenten, ob das Glas voll sei. Alle bejahten. Nun kramte der Professor ein Tütchen mit Sand hervor und ließ eine Hand voll Sand in das Glas rieseln. Der Sand füllte die letzten kleinen Zwischenräume. Wieder fragte er, ob das Glas voll sei. Nun waren sich die Studenten sehr sicher: "Ja". Dann holte der Professor zwei Tassen Kaffee unter seinem Pult hervor und goss den Inhalt beider Tassen in das Glas, womit auch noch die Luft zwischen den Sandkörnern genutzt wurde. Die Studenten lachten. "Nun", sagte der Professor, "möchte ich, dass Sie erkennen, dass dieses Glas Ihr Leben darstellt. Die Golfbälle stehen für die wirklich wichtigen Dinge - Familie, Kinder, Gesundheit, Freunde und Leidenschaften. Wenn wir alles verlieren und nur das bleibt uns, haben wir immer noch ein erfülltes Leben. Die Kiesel sind andere wichtige Dinge wie unsere Arbeit, unser Haus, Bücher, Autos usw. Der Sand ist alles andere - der Kleinkram. Wenn Sie den Sand zuerst in das Glas füllen, bleibt kein Platz für die Kiesel oder die Golfbälle. So ist es auch im Leben. Wenn Sie all Ihre Energie für Kleinkram aufwenden, werden Sie nie Zeit für die wirklich wichtigen Dinge in Ihrem Leben haben. Kümmern Sie sich um das, was für Ihr Wohlbefinden wirklich wichtig ist. Spielen Sie mit Ihren Kindern. Achten Sie auf Ihre Gesundheit. Gehen Sie mit Ihrem Partner aus. Pflegen Sie Ihre Interessen und Leidenschaften. Für Fensterputzen oder die Steuererklärung findet sich immer Zeit. Aber zuerst kommen die Golfbälle, die wirklich wichtigen Sachen. Setzen Sie klare Prioritäten. Alles andere ist nur Sand." Eine Studentin hob die Hand und fragte, für was der Kaffee stehen soll. Der Professor lächelte: "Ich hatte gehofft, dass Sie das fragen."

"Damit wollte ich Ihnen nur zeigen: egal wie voll unser Leben auch ist, eine Tasse Kaffee mit einem Freund kriegen wir immer unter."

<u>Beim Bogenschießen</u>

Während wir immer noch ausatmen, verbleiben Bogen- und Zughand in ihrer Stellung, bis der Pfeil trifft (Nachhalten). Erst danach senken wir die Arme. Jetzt reflektieren wir den Schuss, die Flugbahn und den Treffer. Wir lernen und spüren nach: Wie fühlt sich unser Körper an? Bin ich ruhig und ausgeglichen? Welche Gefühle hat der Schuss in mir ausgelöst? Bin ich mit dem Ergebnis zufrieden? Wie gehe ich damit um? Wir nützen die Chance des Sich-Selbst-Erkennens.

Von Schuss zu Schuss entwickeln wir uns weiter und setzen die gewonnenen Erkenntnisse um. Nur stetige Übung macht den Meister.

Im Alltag

Wie beim Bogenschießen, so gilt auch in unserem Alltag der Kreislauf des „Lebenslangen Lernens“ durch Reflexion der vergangenen Handlungen.

Seien Sie dankbar für alle Chancen, Neues zu lernen. Sie geben Ihnen die Möglichkeit, sich selbst und Ihre Kompetenzen zu erkennen, sich weiter zu entwickeln und zu wachsen.
Vergleichen Sie sich nicht mit anderen, nur der Vergleich mit Ihren eigenen früheren Ergebnissen zeigt Ihren persönlichen Entwicklungsprozess.

Praktische Anwendung

Die 12 Schritte des Bogenschiessens haben Ihnen gezeigt, wie viele Dinge zu beachten sind, um ein gewünschtes Ziel zu treffen. Nutzen Sie die gewonnenen Erkenntnisse für Ihr persönliches BURN IN. Erkennen Sie Ihre Schwächen und Stärken, unterscheiden Sie Wichtiges von Unwichtigem. Nur die Konzentration auf das Wesentliche stärkt Sie für Ihren ausgewählten Weg.
Nutzen Sie die angebotenen Übungen als tägliche Impulse für Ihren BURN IN. Gehen Sie achtsam und liebevoll mit sich selbst und Ihren Ressourcen um. Ihr inneres Feuer gibt Ihnen die Kraft für den eingeschlagenen Weg.
Reflektieren Sie im Gesamtrückblick Ihre persönlichen Erkenntnisse und gestalten Sie damit Ihre nachhaltige Lebensstiländerung mit Ihrem individuellen BURN IN – Aktionsplan.

BURN IN- Aktionsplan

Konzentrieren Sie sich bei Ihrem Aktionsplan auf die wesentlichen Dinge, setzen Sie sich Prioritäten und fokussieren Sie sich auf Ihre aus den 12 Schritten ausgesuchten Schwerpunkte (z.B. Ernährungsumstellung, Entspannungsmethode lernen, Klarheit im privaten oder beruflichen Umfeld schaffen etc.).

„Alles Wachsen ist grundsätzlich etwas, was geschieht.
Damit es geschieht, sind zwei Dinge wichtig:
1) Verfügen über die technischen Fertigkeiten
2) Sich selbst nicht im Weg stehen."

Alan Watts

Ihr Ziel und Ihr Weg: BURN IN statt Burnout

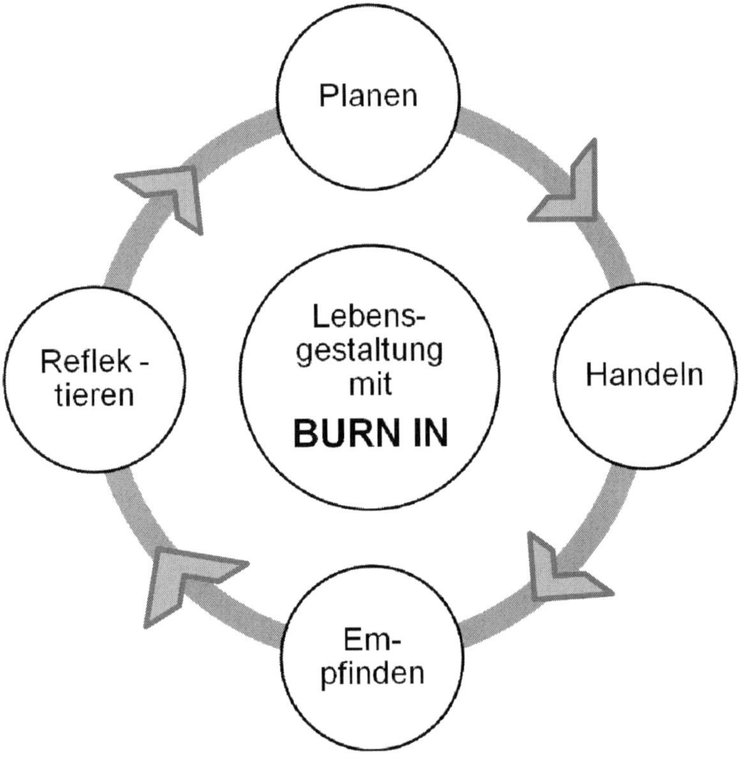

Planen

Ich lasse mich auf Neues ein und entscheide

- Was möchte ich tun und umsetzen?
- Was möchte und kann ich loslassen?
- Womit beginne ich?
- Was sind meine Ziele und wie messe ich meinen Erfolg?
- Welche konkreten Maßnahmen plane ich?

Handeln

Ich übernehme Verantwortung und setze meine Planung um

- Welche Ressourcen habe ich und wie setze ich sie ein?
- Woher nehme ich die Energie zur Umsetzung?
- Wer kann mich unterstützen?
- Wie gehe ich mit Rückschlägen um?
- Wie stelle ich sicher, dass ich „am Ball" bleibe?

Empfinden

Ich bin im Jetzt

- Geht es mir gut dabei?
- Geht es meinen Mitmenschen gut dabei?
- Bleibe ich motiviert?
- Brennt mein inneres Feuer?
- Bin ich entspannt und gelasssen?

Reflektieren

Ich lerne für meinen nächsten Schritt

- Habe ich mein Ziel erreicht?
- Was habe ich gelernt?
- Was möchte ich noch lernen?
- Was kann ich verbessern?
- Was bedeutet das für meine weitere Planung?

Ihr persönlicher BURN IN – Weg

Im 12. Schritt haben Sie Ihr individuelles Vorgehen zur Erhaltung und zum Ausbau Ihres inneren Feuers definiert.
Damit übernehmen Sie die Verantwortung für sich und für Ihren eigenen Weg.
Gehen Sie neue Pfade, nutzen Sie die in diesem Buch angebotenen Übungen als persönliche Impulsgeber für Gesundheit und Vitalität in allen Lebensbereichen.

Mit diesen "Ausstiegen auf Zeit" schaffen Sie Gelegenheiten, sich immer wieder neu auszurichten – mit hilfreichen und praktischen Impulsen für Ihren eigenen Lebensweg – auch ohne „langen Jakobsweg"!

Bestimmen Sie mit dem Test auf Seite 18 in regelmäßigen Abständen Ihren aktuellen Standort.

Bleiben Sie realistisch, konzentrieren Sie sich auf das Machbare, auf Ihre Fähigkeiten, spüren Sie, was Ihnen gut tut und schöpfen Sie alle Ihre Chancen aus!

„Du kannst in anderen nur entzünden,
was in Dir selber brennt.“

Augustinus

Viel Freude und viel Erfolg
mit Ihrem persönlichen

BURN IN

Autoren

Dr. med. Ernst Weeber

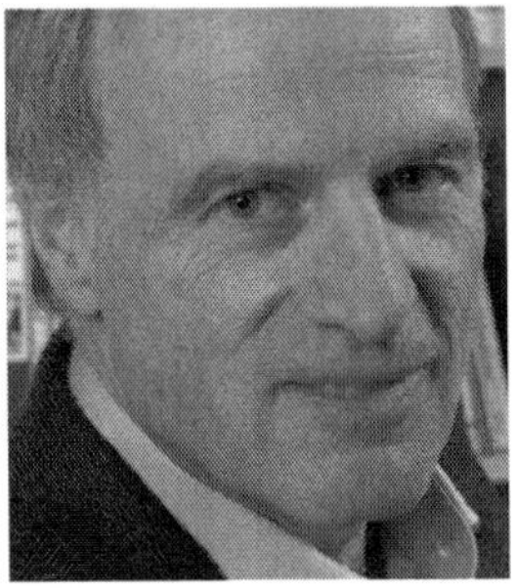

Ernst Weeber ist seit 1986 in eigener Hausarztpraxis tätig und spezialisierte sich auf Sport-, Ernährungs- und Orthomolekularmedizin. Zusatzausbildungen zum (Nordic)-Walking Mastertrainer, Seminarleiter für Progressive Muskelentspannung, Life Kinetik®-Trainer sowie eine Hypnose-Grundausbildung bereichern sein Fachwissen. 2013 entwickelte er die Prima Vista Augenschule, ein Programm zu besserem ganzheitlichen Sehen.

Neben seiner Hausarzttätigkeit bietet Ernst Weeber zusammen mit seiner Ehefrau Felicitas (Apothekerin, staatlich geprüfte Präventologin®) in ihrem Gesundheitsinstitut NuBalance® Präventionskurse an:

Schwerpunkte sind Gesundheitscoaching, Coaching für Führungskräfte, Prima Vista Augenschule, Life Kinetik Kurse und Work-Life-Balance Seminare für Firmen.

Ernst Weeber ist Referent in der Ausbildung für Sport - und Orthomolekularmediziner, Autor diverser medizinischer Fachartikel und Gründer des ersten ärztlichen Qualitätszirkels für Prävention.

www.nubalance.de

Dr. Jürgen Freisl

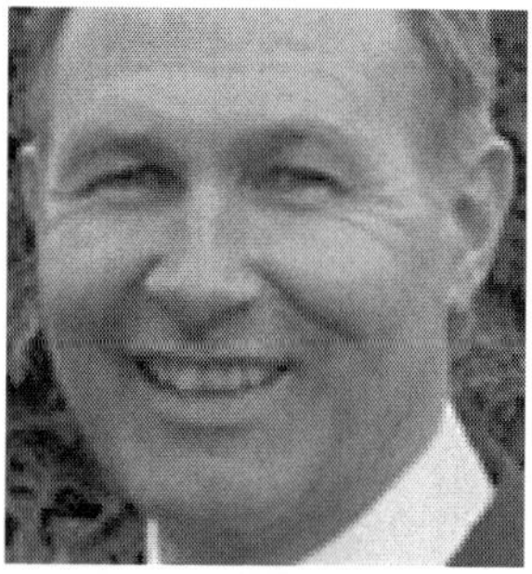

Der promovierte Ingenieur und Fachautor hat nach seinem Studium der Elektrotechnik viele Jahre unternehmerische Erfahrung als Führungskraft gesammelt und in der Praxis erfolgreich umgesetzt. Eine breite psychologische Zusatzqualifizierung und sein Masterstudium „Ökonomie und Management" bereichern sein Expertenwissen. Als selbstständiger Management-Coach begleitet er einzelne Menschen und Teams, ihre Potenziale zu entdecken und zu entfalten. Seine Schwerpunkte liegen in den Bereichen Coaching, Führungskräfte- und Personalentwicklung sowie Unternehmensführung. Mit seinem Ansatz „Erfolg mit Herz und Verstand" versteht sich Jürgen Freisl als Impulsgeber und Prozessbegleiter, der mit Hilfe zur Selbsthilfe Menschen dabei unterstützt, eigene praktische Lösungen zu entwickeln. Zu seinen Kunden gehören namhafte Unternehmen wie z.B. ADAC, Deutsche Telekom oder die Stadt München.
Jürgen Freisl ist als Dozent an der Hochschule Kempten tätig und Autor von diversen Fachbüchern und Fachartikeln.
www.freisl.com

Quellen, Literaturverzeichnis- und empfehlungen

Adler Alfred	Menschenkenntnis Fischer 1983
Bergner Thomas	Burnout-Prävention Schattauer 2009
Blanchard Ken	Von Walen lernen Mosaik bei Goldmann 2003
Blanchard Ken	Sei kein Pinguin Redline 2004
Blanchard Ken	FISH! Ueberreuter Wirtschaft 2003
Blanchard Ken, Johnson Spencer	Der 01 Minuten Manager Rowohlt 1999
Csikszentmihalyi Mihaly	FLOW Klett-Cotta 2001
Cube, von Felix	Lust an Leistung Piper 2002
Dahlke Rüdiger	Seeleninfarkt Scorpio 2012
Dalai Lama	Der Weg zum Glück Herder spektrum 2002
DeMasco Steve	Der Weg des Shaolin Goldmann 2006
Dreikurs Rudolf	Selbstbewußt dtv 1995

Drexler Diana	Gelassen im Stress Klett-Cotta 2006
Eichinger Uschi , Hoffmann Kyra	Der Burnout Irrtum Systemed 2012
Fauliot Pascal	Die Kunst zu siegen, ohne zu kämpfen Goldmann 2001
Fromm Erich, Suzuki Daisetz, de Martino Richard	Zen-Buddhismus und Psychoanalyse Suhrkamp 1971
Fuchs Jürgen	Das Märchenbuch für Manager F.A.Z. Buch 2002
Hainbuch Friedrich	Muskelentspannung nach Jakobson GU Verlag 2004
Herrigel Eugen	ZEN in der Kunst des Bogenschießens Fischer 2004
Herzog Matthias	Spitze sein, wenn`s drauf ankommt Haufe 2010
Hillert Andreas, Marwitz Michael	Die Burnout Epidemie Verlag C.H.Beck 2006
Hyams Joe	Der Weg der leeren Hand Schirner 2005
Johnson Spencer	Das Geschenk Ariston 2003
Johnson Spencer	Die Mäusestrategie Ariston 1998
Johnson Spencer	Die „Ja oder Nein“-Strategie für Manager Rowohlt 2004

Kaweh Babak	Das Coaching Handbuch VAK Verlags GmbH 2008
Kinscher Richard	Der Bogen Books on demand 2003
Klein Gary	Natürliche Entscheidungsprozesse Junfermann 1998
Kopp Zensho	Der große ZEN-Weg Schirner 2004
Körner Heinz	Johannes Lucy Körner 1978
Kraemer Horst	Soforthilfe bei Stress und Burn-out Kösel-Verlag 2012
Kratzer N.	Burnout: Fehldiagnose oder Epidemie Deutsches.Ärzteblatt 2012;109: A2246-2248
Kropp Dirk, Barandun Christina	Aikido Kösel 2011
Küstenmacher Werner	Simplifyyourlife Campus 2003
Lalouschek Wolfgang	Raus aus der Stressfalle Kneipp Verlag 2010
Lefrancois Guy	Psychologie des Lernens Springer 2003
Libet Benjamin	Mind Time Suhrkamp 2005
Linder-Hofmann Bernd, Zink Manfred	Die Innere Form Gellius 2002

Löhmer Cornelia, Standhardt Rüdiger	Timeout statt Burnout Klett-Cotta 2012
Mathias Burisch	Das Burnout-Syndrom Springer 1989
Mellies Jens	Nicht zielen, dann triffst du! Books on demand 2003
Middendorf Jörg, Thönneßen Johannes	Fit durch Coaching Hanser 2003
Moestl Bernhard	Shaolin Knaur 2009
Müller Kurt E.	Stressregulation und Mitochondrienfunktion Haug OM Zs.f.Orthomol.Med.2013;1: 9-13
Münchhausen, von Marco	So zähmen Sie Ihren inneren Schweinehund Campus 2002
Olschewski Adalbert	Progressive Muskelentspannung Haug 1996
Österle Kurt	Wenn der Bogen zerbrochen ist – dann schieß! O.W. Barth 2004
Panse W., Stegmann W.	Angst Macht Erfolg Volk 2004
Parikh Jagdish	Managen Sie sich selbst! Falken & Gabler 2000
Pizzecco Toni	Optimismus-Training GU Verlag 2008
Porta Sepp, Hlatky Michael	Stress verstehen Burnout besiegen Verlagshaus der Ärzte 2009

Prieß Miriam	Burn-out kommt nicht nur vom Stress Südwest 2013
Richter Hans-Jürgen, Heilmeyer Peter	Gesund durch Stress Systemed 2009
Ritskes Rients	Der Zen Manager Ariston 2000
Rötger Imke	Das kleine Anti-Stress-Buch Simplify 2009
Schröder Jörg-Peter	Wege aus dem Burnout Cornelsen 2009
Secretan Lance	Inspirieren statt motivieren! Kamphausen 2006
Seidl Wolfgang	Burn-out erkennen, verhindern, überwinden Humboldt 2012
Seiwert Lothar	Life-Leadership Campus 2001
Skambraks Joachim	Die 18-Loch-Strategie Gabal 2003
Späth Thomas, Yan Bao Shi	Shaolin Gräfe und Unzer 2011
Sprenger Reinhard	Mythos Motivation Campus 1997
Sprenger Reinhard	Das Prinzip Selbstverantwortung Campus 1997
Sprenger Reinhard	Die Entscheidung liegt bei Dir! Campus 1997

Steiner Claude	Emotionale Kompetenz dtv 2002
Tepperwein Kurt	Die Macht Deiner Gedanken Tepperwein Collection 2001
Tepperwein Kurt	Mental-Training Pickup 2010
Thich Nhat Hanh	Ärger Goldmann Arkana 2001
ThichNhatHanh	Jeden Augenblick genießen Theseus 2004
Tolle Eckhart	Jetzt! Die Kraft der Gegenwart Kamphausen 2001
Tracy Brian	Thinking Big Gabal 2001
Vester Frederic	Die Kunst vernetzt zu denken dtv 2002
Vester Frederic	Denken, Lernen, Vergessen dtv 1978
Watts Alan	Leben ist Jetzt Herder 2001
Watzlawick Paul	Anleitung zum Unglücklichsein Piper 1997
Wilber Ken	Wege zum Selbst Goldmann 1991
Wolf Alfred S., Wolf Florian	Burn-out Haug OM Zs.f.Orthomol.Med.2013; 1: 19-23

ISBN 978-3-7418-3222-2
www.epubli.de